睡眠质量得到惊人改善

快速睡眠100法

解决1万人的睡眠烦恼

[日] 三桥美穗 / 著

高　博　王均玲 / 译

周永利 / 审校

山东科学技术出版社

图书在版编目（CIP）数据

快速睡眠100法 /（日）三桥美穗著；高博，王均玲译.
—济南：山东科学技术出版社，2019.9
ISBN 978-7-5331-9814-5

Ⅰ. ①快… Ⅱ. ①三… ②高… ③王… Ⅲ. ①睡眠–基本知识 Ⅳ. ①R338.63

中国版本图书馆CIP数据核字(2019)第072419号

快速睡眠100法

KUAISU SHUIMIAN 100 FA

责任编辑：王晋辉
装帧设计：谢晋业　侯　宇

主管单位：山东出版传媒股份有限公司
出 版 者：山东科学技术出版社
地址：济南市市中区英雄山路189号
邮编：250002　电话：（0531）82098088
网址：www. lkj. com. cn
电子邮件：sdkj@sdcbcm.com
发 行 者：山东科学技术出版社
地址：济南市市中区英雄山路189号
邮编：250002　电话：（0531）82098071
印 刷 者：山东翰林纸业股份有限公司
地址：济南工业北路21号
邮编：250132　电话：（0531）58569993

规格：32开（148mm × 210mm）
印张：5.125　字数：100千　印数：1~4000
版次：2019年9月第1版　2019年9月第1次印刷
定价：35.00元

推荐序一

睡眠问题，已成为当今全球性问题。据初步估算，全世界约有24亿人失眠。中国睡眠研究会公布的调查结果显示，中国成年人失眠率高达38.2%，超过3亿人有睡眠障碍。长期失眠或睡眠不足，不仅影响生活质量和工作效率，而且导致精神、心脑血管、癌症等80多种疾病，损害人们身心健康。《快速睡眠100法》介绍了改善睡眠的一些窍门，主要从调整生物钟、运动、睡前降低深部体温、放松等几个方面调整睡眠。通过这些方法的调理，您就有可能获得健康睡眠。

北京大学第六医院睡眠医学中心主任

孙伟博士

推荐序二

随着生活节奏的加快、精神压力的增加，睡眠障碍人群日益增多。在中国，超过1/3的人受到睡眠障碍的困扰。《快速睡眠100法》形象生动地讲述了如何睡得更加舒服、如何通过安稳睡眠保持神清气爽的科学方法，从而提升生活质量，让您拥有舒适的睡眠和健康的身体。

失眠、睡眠不足、昼夜节律紊乱、睡眠呼吸障碍、异态睡眠等各种睡眠障碍，会导致人们白天疲乏、头昏、打不起精神来，还会导致人体免疫力降低、血压升高、记忆力下降、心脑血管疾病、焦虑及抑郁等。可见，充足而高质量的睡眠对身心健康是非常重要的。目前，健康睡眠这一话题已成为人们关注的焦点。然而，多数患者并未真正认识到自己因何而致睡眠障碍，哪些科学有效的方法可以改善睡眠质量，又该如何有针对性地选择适合自己的熟睡方法。

本书作者三桥美穗是日本著名的睡眠专家，经过多年亲身实践，详实地总结出100种针对各种类型睡眠障碍的科学助眠疗法，包括简单易行的睡眠体操、改变生活方式、改善睡眠环境、睡眠卧具的选用等。相信您通过尝试这些助眠方法，一定可以找到适合自己的助眠方案。

郑重建议，在尝试这些催眠方法之前，先根据困扰自己最严重的问题，选择有针对性的部分进行尝试，您可能会收到意想不到的效果。

山东省千佛山医院睡眠医学中心
唐吉友博士

前　言

● 由1万人的睡眠烦恼开始

“睡眠质量可以得到惊人改善吗？”许多人会持怀疑态度，认为这似乎很难做到。但是，没关系。20年来一直和睡眠打交道的我，可以明确告诉您，**对于睡眠，只要下点功夫，就一定能得到改善**。

当然，每个人的睡眠烦恼千差万别，所以不存在对任何人都绝对有效的熟睡法。本书网罗了能让您拥有舒适睡眠的各种方法。阅读本书，您一定可以找到符合自己体质、解决烦恼的熟睡法。

从1996年进入卧具公司，我就开始从事与睡眠相关的工作。在研究开发部门，从事为顾客设计符合身体曲线的枕头、研发新卧具等工作，这些经历让我不断累积改善睡眠的相关知识。

2003年，我另起门户，成为日本第一个“快眠专家”。**“晚上总是很难入睡。”“半夜会醒来好几次。”“明明睡得很好，但早上起来还是觉得很疲惫。”**我每天的工作就是帮助有上述烦恼的客户搭配合适的卧具，重新评估睡眠环境。我需要根据每个人特有的生活方式，提出改善睡眠的建议，帮助他们提高睡眠质量。

到现在为止，接受过睡眠建议的客户已超过1万人。通过与睡眠烦恼者的交流，我感到"只要有意识地注意自己的睡眠方式，稍下功夫改变一下，就能获得令人满意的睡眠"。**不仅仅是卧具，像随身物品、饮食、运动、沐浴、呼吸、香熏等，为了获得舒适睡眠，需要努力做的事儿还有很多。**

例如，前来咨询的人中，有的说自己"睡眠很浅"。我只是简单提议将睡眠时间减少1个小时，据说从那之后，他就能安稳睡觉了。我还为一位总感觉头发麻的客户挑选了合适的枕头。从那以后，他早上醒来感觉神清气爽，并特意前来表示感谢。

在为睡眠烦恼者提供服务时，在接受媒体采访过程中，我总是在思考：如何找寻让每个人都可以轻松拥有高质量睡眠的熟睡法？本书介绍了**"可以简单完成""阅读后就能完成"**和**"可以利用家中物品完成"**的三大类方法，**都是从我多年实践过的熟睡法中挑选出的。**请您不要读读就算了，试着将本书介绍的方法逐个运用到自己的生活中，相信一定会有所收获。

● 改变睡眠，就能改变人生

睡眠占人生的三分之一。但是，人们对"睡眠"还是不甚了解。您是否认为清醒的时间就是人生的全部呢？为了提醒那些忽视睡眠重要性的人们，先来了解一下睡眠的功效吧。睡眠的主要功效是，让大脑获得休息，让细胞得到修复，让记忆的信息得以整理。

新鲜血液的产生，也是在睡眠过程中完成的。人躺下时，身体不再承受整体重力，因此，能够积极生成血液，**提高免疫力**。有研究显示，人躺下后，血压会降低。睡眠不足，会增加**高血压的风险**，还会导致促进食欲的激素分泌增多，**让人更容易发胖**。您减肥不成功，可能与睡眠不足有关。

睡觉时，人体会分泌各种激素，其中的生长激素具有多种功效：令皮肤光滑，头发亮丽，疲劳恢复，脂肪分解，预防动脉硬化，促进骨骼和肌肉生长，提高免疫力等，还可以促进女性雌激素的产生。**不论为了美容，还是为了健康，充足的睡眠都是必不可少的。**

睡眠还在我们想不到的地方发挥作用。例如，睡眠不足会导致大脑前额叶的血流量降低。大脑前额叶相当于人体的指挥塔，起着思考、记忆、产生想法、控制感情等作用。**如果不能修复这些机能，我们就容易在工作中出错，给人留下浮躁的印象**。那么，在认为自己“能力不够”“性格不好”之前，重新审视自身的睡眠吧，也许仅仅是睡眠不足造成的。

睡眠是人生的基石。管理好睡眠，**不仅能够促进身体健康，还能够提高工作效率，拥有积极向上的心态，从而拥有更多的优点**。以前，我们大都学习过很多通过服装、发型等重塑自己形象的方法。从今天开始，我们将进入通过睡眠焕发活力和提升吸引力的时代。美丽的肌肤，光泽的头发，明亮的瞳孔，强烈的好奇心、集中力、记忆力、判断力、创新思维和自信心等，都可以通过高质量的睡眠获得。

本书介绍了100种睡眠方法，并不要求您一次性全都尝试一遍。勉强去做，可能适得其反。可以根据自己的烦恼选择有针对性的部分，也可以按照顺序阅读。

首先，**请从想要尝试的方法和可以简单完成的方法开始吧。**最重要的是，放松心情进行尝试。一种方法成功了，再尝试下一种；这种方法效果不好，就尝试别的。相信您一定能找到一种成功的方法，让睡眠和人生运转得更加顺利。

开始阅读这本书的您，已经朝着舒适睡眠迈出了重要一步。点亮一直被忽视的“睡眠”之光，让人生更加光辉灿烂吧。

三桥美穗

2015年6月

写在前面

在阅读本书前，首先介绍一下安稳睡眠的4个规则。

规则1 调整生物钟

人体内存在着一个按照约24小时周期有节律运作的“生物钟”。如果能够调整好生物钟的节律，就能在应该起床的时间快速清醒，在适当的时间安然入睡。

规则2 运动着度过白天

当人感觉疲惫时，大脑会发出“身体该休息了，快去睡觉”的指令。所以，要想有睡意，就要在白天的活动中累积适度的疲劳感。

规则3 睡前降低深部体温

人体内部的体温被称为“深部体温”，白天较高，睡眠时降低。深部体温降低后，人的清醒程度也会降低，进入睡眠模式。睡前洗个热水澡，加快全身血液循环，皮肤表面释放热量后，深部体温就会降低，帮助人体进入睡眠状态。

规则4 调整心情，放松心态

让人体机能保持最佳状态的“自律神经”，包括在活动期变得活跃的“交感神经”和在休息期变得活跃的“副交感神经”。睡前保持放松，可以让副交感神经处于优先位置，顺利进入睡眠。

遵守以上规则，就能帮助我们想睡觉时增强睡意。为了保证一觉睡到大天亮，再对房间和卧具等睡眠环境稍做调整，就更加完美了。

接下来，介绍为“想要睡得更加舒服”和“想要通过安稳睡眠保持神清气爽”的人量身定制的睡眠方法。方法解说分为8个类别，请参考下一页的插图和说明，选择适合自己的方法。

插图说明

按照各种助眠方法的效果进行分类。请根据自己的烦恼和想要改善的问题重点选择。

清醒
使意识清醒，让身体处于清醒状态。

节律调整
调整紊乱的生物钟，预防突然犯困、意外惊醒。

放松
使身体和精神获得放松。

改善体质
打造能够安稳入睡的健康身体。

睡眠不足
在睡眠时间不足的情况下进行活动。

调整体温
控制人体内部体温，营造睡意，进入深度睡眠。

环境
改造卧室，改善卧具。

心脑活力
重获积极向上的信心，保持头脑清醒，提高行动和思考效率。

目　录

第1章　解决“起不来”“总犯困”的窍门

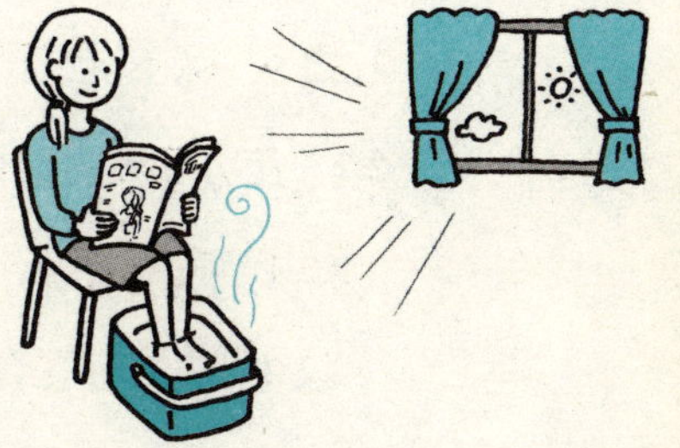

第2章　消除“睡不着”“睡眠浅”的小技巧

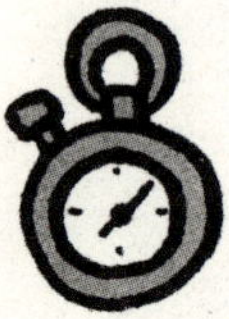

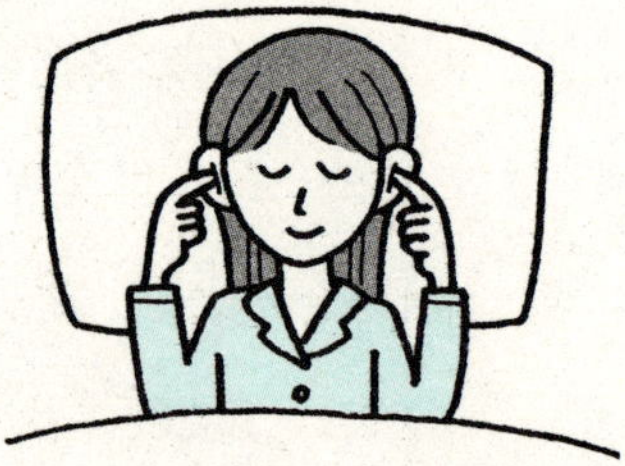

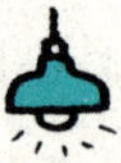

第3章 布置舒适的睡眠环境

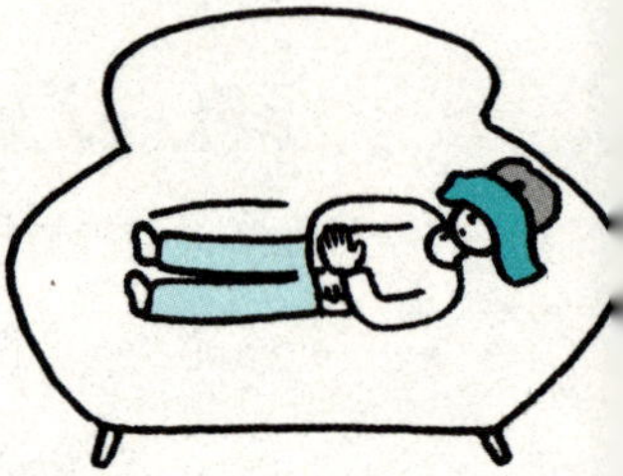

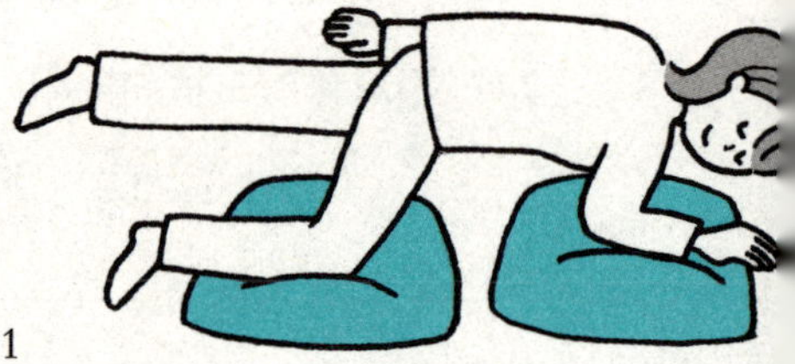

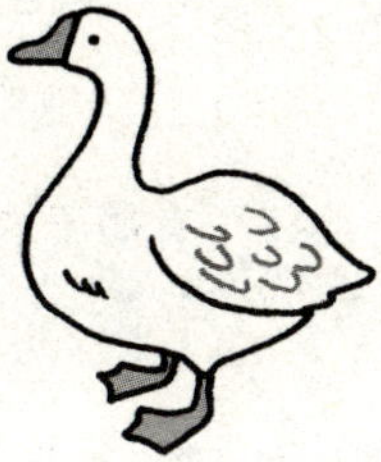

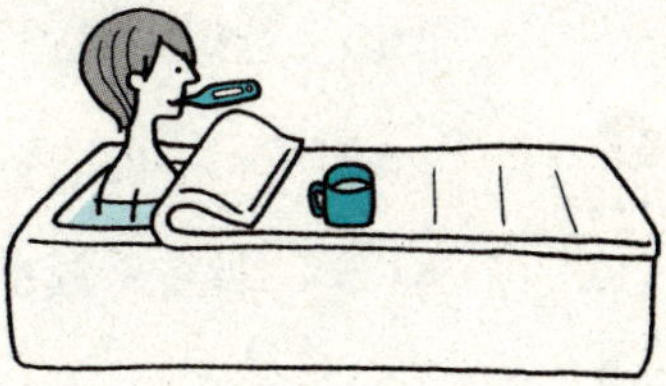

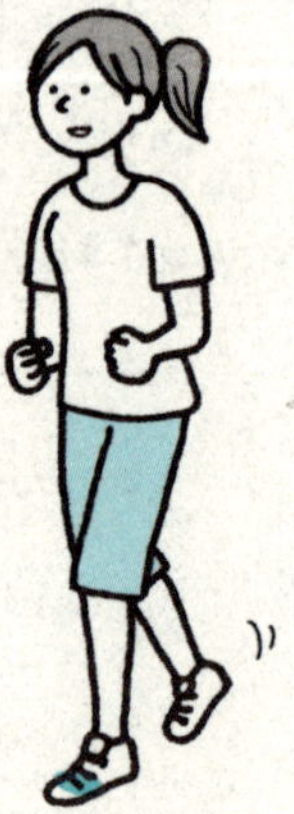

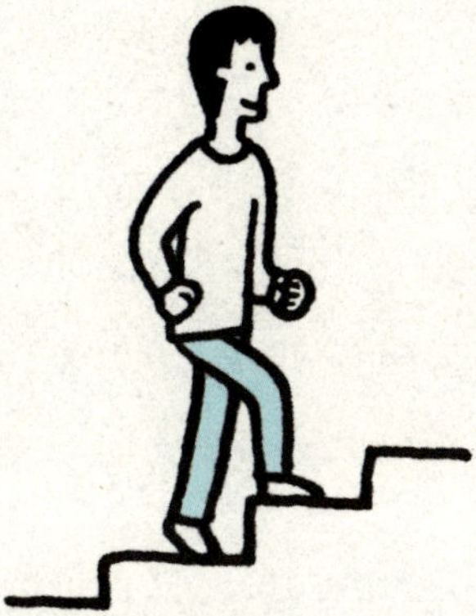

第1章

解决“起不来”“总犯困”的窍门

本章介绍的方法将帮助您每天起床后神清气爽。早上起不来床的人、白天总犯困的人，请一定要试试。

1.1 早上起床困难的时候

1.1.1 拉拉耳朵，消除困意

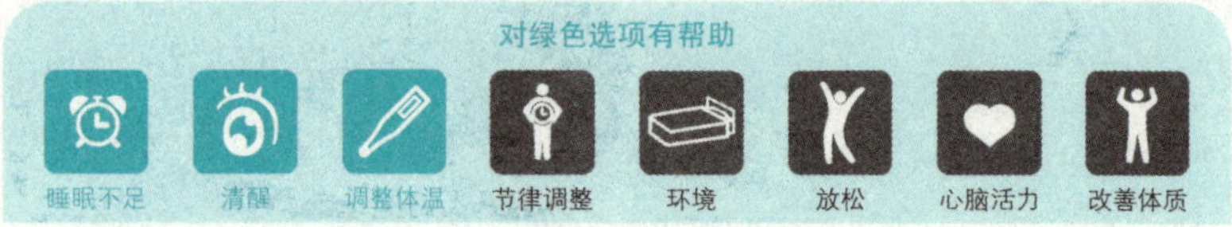

总是不愿从被窝中爬起来，早上真难熬。这个时候，就试试拉耳朵吧。

做法非常简单。只需要用双手拉住左右耳朵的耳垂，轻轻地拉即可。详细做法请参考下页图示。随后，揉一揉、摇一摇整个耳朵，促进全身的血液运行。耳朵皮肤很薄，很容易受到刺激，稍微揉一揉，身体就会变得热乎乎的。**“拉”“揉”“摇”的动作让体温升高，使身体进入活动状态。**

据说耳朵是胎儿形状的反向投影。很久以前，人们就开始对耳部穴位进行针灸治疗。在100多个耳部穴位中，对头部发挥作用的是耳垂。所以，**拉扯耳垂可以使脑部得到刺激，从而令人清醒。**顺便说一句，耳朵变硬是疲劳积累的信号。每天坚持对耳部进行按摩，有助于改善头痛、肩膀僵硬、发冷、眼部疲劳等状况。

这个方法对付在工作时犯困也很有效。向上提拉耳朵上部，向两边拉扯耳朵中部，向下拉耳垂，让耳朵整体向外扩展，就能清醒啦。

拉耳朵的方法

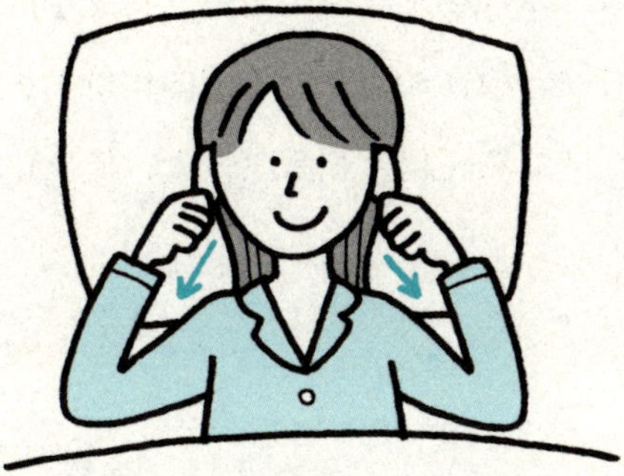

❶ 慢慢向下拉耳垂3秒。下拉之后，迅速松手。

❷ 如此重复4～5次。

1.1.2 一旦醒了，就不要再闭眼

虽然醒了，却控制不住想再睡一会儿。这是**因为眼睛又闭上了**。如果不想马上起床的话，至少要先把眼睛睁开。

刚醒时，意识还比较模糊。因此，先睁开眼睛并集中凝视一处，提醒自己“我醒了”。有了这个意识后，**精神便会聚焦，意识也会慢慢清醒**。然后，按第2页介绍的方法用力拉伸耳朵。睁开眼睛时，若**房间内光线明亮，大脑会因为光线的刺激而兴奋**。随着进入眼中的光线增多，促进睡眠的褪黑素分泌量减少，大脑就会慢慢清醒。为了让光进入眼睛，建议事先拉开点儿窗帘或者使用睡眠唤醒灯。从起床前20～30分钟开始，睡眠唤醒灯会慢慢变亮，像太阳

光那样促使自然觉醒。睡眠唤醒灯有台式和吊式两种。

在家用电器和插座之间安装一个插座定时器，也可以将家中的台灯变成睡眠唤醒灯。插座定时器一般在30元左右（国内售价），操作非常简便。使用定时器，灯会突然亮起，刺激比较大，但这正适合不容易醒的人。

1.1.3 把闹钟放在5步以外的地方

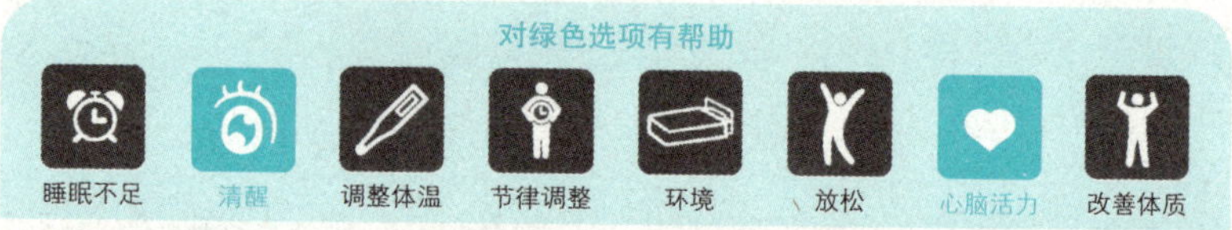

因为太信任闹钟的再响功能，不知不觉就会睡过头。若是这样的话，就把闹钟放在离床5步以外的地方吧。起床走过去按停闹钟，会**刺激身体发出运动指令到大脑的运动区，大脑就开始工作了。**然后，为了让光线照到屋内，再去拉开窗帘，大脑就慢慢清醒了。将闹钟放在离床稍远的地方，是个非常有效的方法。

屋里太冷的话，便想重新躺回被窝中，因此，冬天要将暖气的开启时间设置到起床30分钟前。

建议使用智能手机当闹钟。打开手机时，**眼睛感受到蓝光，大脑就会醒来。**若再查看手机中的未读信息，掌管思考的大脑前额区就会活跃起来。进而随着手指活动，运动区开始工作，慢慢就会清醒过来了。

明明早上7点起床就可以，却因为担心“一次醒不了”而将闹钟定在6点半，使用再响功能，这是没必要的。不要迷恋断断续续的浅睡眠，直接将闹钟定在7点，迅速起床，可以更好地缓解疲劳。将闹钟放在较远的地方，一次性轻松起床吧。

1.2 起床后脑袋迷糊的时候

1.2.1 起床后深呼吸

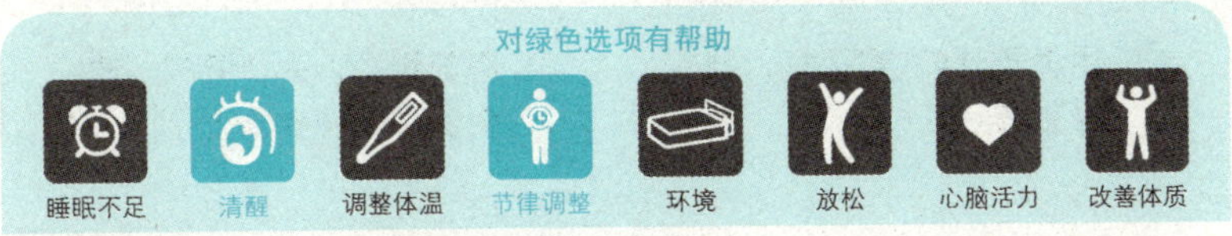

早上起床后，**充分呼吸新鲜空气吧。**

用鼻子分4次短暂吸气，然后腹部用力将吸入的气体从口中吐出。吸气时，将肋骨张开；呼气时，尽可能想象让腹部贴到脊背上的感觉。

呼吸是自律神经系统中唯一一个可以自主控制的运动。自律神经自主调节心率、血压和出汗等生理活动。活动时占优的“交感神经”和休息时占优的“副交感神经”根据状态及环境而维持平衡。**吸气时，交感神经工作，肌肉变硬；呼气时，副交感神经工作，肌肉放松。**也就是说，通过吸气可以兴奋睡眠中因副交感神经占优而放松的身体，使其进入运动状态。

要点：早上吸气拉长，晚上呼气拉长。根据具体情况和时间，合理调控“呼气”和“吸气”吧。

起床后的呼吸法

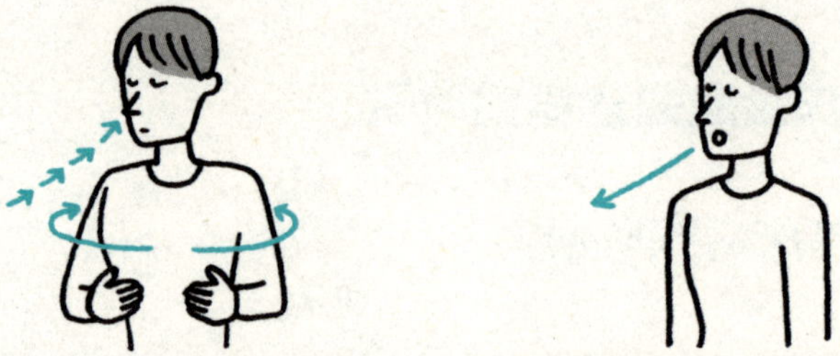

❶ 用鼻子分4次短吸气，肋骨张开。

❷ 腹部用力，大口呼气。想象腹部贴到脊背上了。

1.2.2 起床后仰望天空

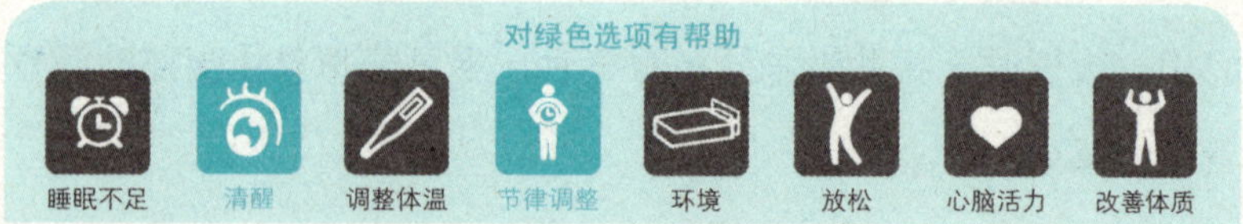

早上起床后，不要忙着在昏暗的房间穿着打扮。**先享受一下光照，“叫醒”生物钟吧。**

生物钟具有调节身体活动和休息节律的功能。人早上醒来，白天活动，晚上睡觉，就是因为生物钟在进行周期性的调控。因为生物钟的周期比24小时稍微长一点儿，所以早上沐浴在明亮的阳光中，可以拨快生物钟的指针，重新设置生物钟。

因此，必须有2 500 lux以上的光照强度。**早上起床后，拉开窗帘，眺望窗外明亮的天空**，让光线刺激大脑。明亮的光线能阻止促睡眠激素——褪黑素的分泌，让困意顿时烟消云散。

生物钟几乎遍布于体内约60兆个细胞中。有主时钟之称的母时钟位于大脑最深处。能重置母时钟的，就是明亮的光线。重置后，睡眠、自律神经、激素分泌以及体温调节的节律都能得到调整。照度标准见下表。

早上起床后不清醒的话，试着在**窗边花20~30分钟看看报纸、吃点早餐吧。**

照度标准

照度（lux）	环境
100 000	晴天时，室外
	少云时，室外
10 000	多云时，室外
	晴天时，朝南窗边
1 000	晴天时，朝北窗边
	明亮的办公室
100	普通住宅的室内
	地下连接通道

（续表）

照度（lux）	环境
10	酒吧等宾客席
	闹市区的夜间街道
	住宅区的夜间街道
1	
0.1	月光（无路灯）
	星光（无路灯）

1.2.3 起床后1小时内吃早餐

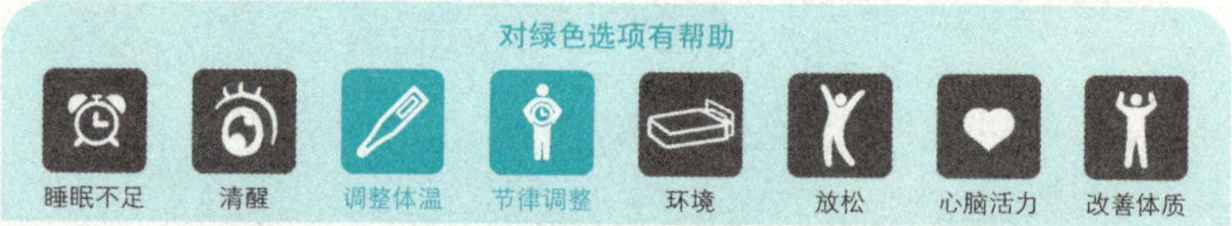

因为早晨赶时间上班，有些人不吃早餐就出门了。这也许就是睡足了觉却很疲惫的原因。

让全身的生物钟与大脑的主时钟相吻合的，就是早餐。**起床后1小时内吃早餐，可以使所有的生物钟节律一致起来**，充满活力地开始新的一天。生物钟节律不一致，大脑清醒了，身体还在睡眠中。另外，不吃早餐，代谢迟缓，还容易发胖。以葡萄糖为主的碳水化合物是大脑的主要能量来源。维持身体的蛋白质，促进代谢的维生素和矿物质，提高感光能力的维生素B_{12}，都要在早餐中平衡搭配。

我的基础早餐是糙米饭和酱汤，再搭配煮菜或炒菜。糙米富含维生素、矿物质和膳食纤维。吃饭时的咀嚼活动，能够刺激大脑活跃起来。如果嫌糙米太干，可以掺上糯米，或者混合碾碎的麦粒一起吃。

习惯不吃早餐的人，可以先试着吃点儿汤泡饭或者吃个苹果。**让肠胃顺畅地蠕动，也是调整生物钟的必要条件。**

1.2.4 1分钟让您精神起来的穴位按摩

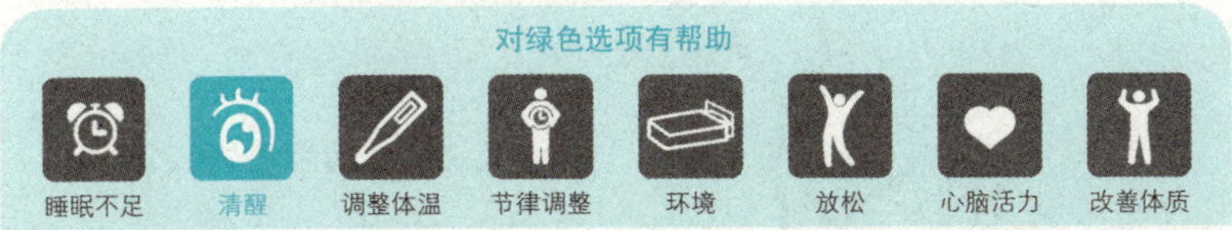

起床时睡眼惺忪、昏昏沉沉，就按摩眼角处的醒神穴位“睛明穴”吧。按摩时注意，不要往眼球方向按压。一边吐气，一边朝着鼻梁方向轻轻按摩。**按压后，视野变得明朗，说明按摩手法正确。**

接下来，将大拇指的指尖放在眼睛上方的眉骨上，一边吐气，一边向上推。眼睛周围聚集了很多神经，按压时不要过于用力。然后，将两个指尖分别放在眼睛下方的颧骨上，一边吐气，一边按压并向下延伸。**眼睛周围感到清爽时，整个人也变得神清气爽了。**

然后，用力按压一会儿手背上的“合谷穴”。

最后，轻轻按压头顶的“百会穴”，会感到身心放松。**因为百会穴具有调节自律神经的作用，无论对入睡还是起床，轻轻按压非常有效。**

让您清醒的穴位

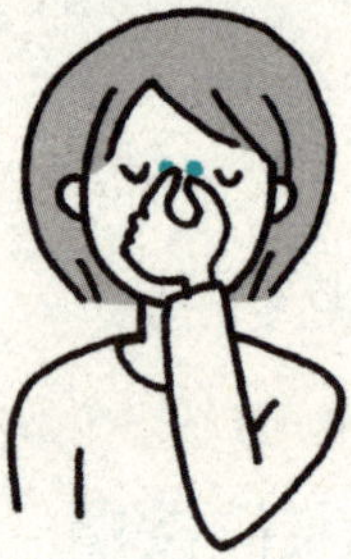

❶ 晴明穴：眼角稍向上的地方。

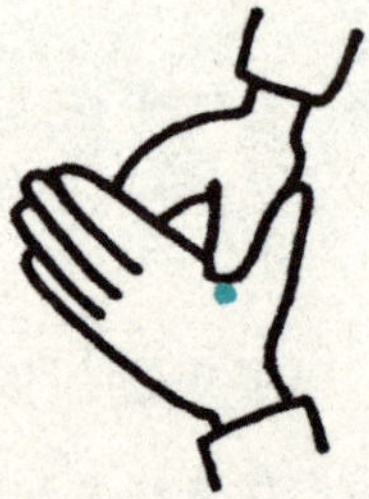

❷ 合谷穴：食指和拇指骨头的会合点，稍偏向食指位置的凹陷处。

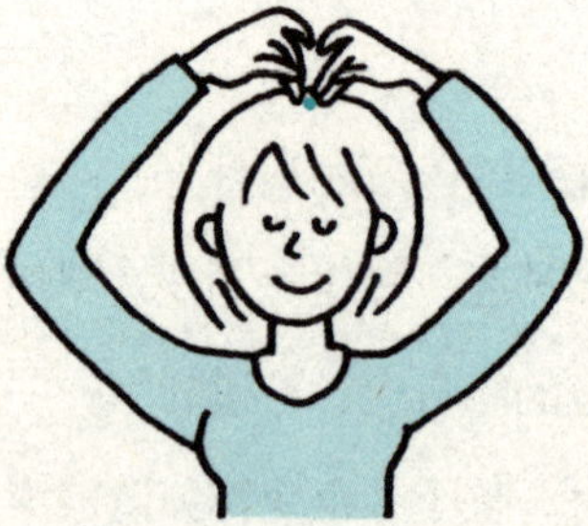

❸ 百会穴：头顶。

1.2.5 早晨泡脚，提升体温

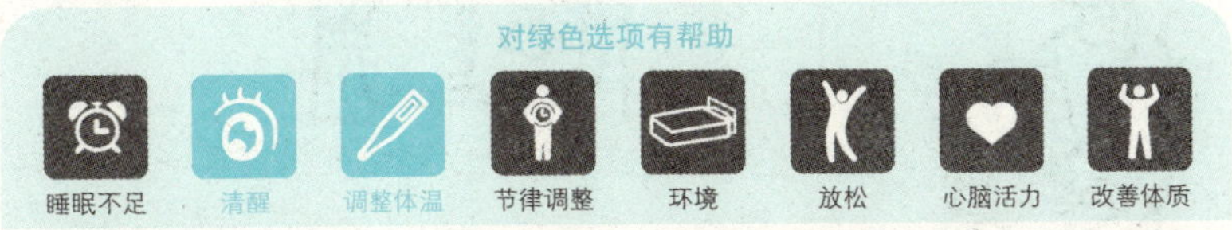

早晨体温较低。而体温与让身体清醒起来的节律有关。因此，如果起床后总是感觉**没有完全清醒过来，那就泡泡脚，让身体暖和起来吧**。

选用大号的泡脚盆，倒入温度稍高一些的热水，水位应淹过脚踝，泡到全身暖和起来为止。**热水泡脚能够改善体寒和浮肿，还能舒缓疲劳**。泡脚的水温和时间以双脚从水中拿出来时，感觉与泡在热水中明显不同为宜。

我已经养成每天早晨用热水泡脚的习惯，一直都是一边泡脚、一边阅读报纸，或者进行转舌体操（参见第60页）。夏天睡觉时会出汗，我就选择热水淋浴，其他季节都是早起泡脚。最好选在光线能照进来的窗边泡脚，因为添加热水不太方便，所以我都是在浴室里调亮灯光后泡脚。

除此之外，还可以通过吃早餐来提升体温。消化器官的肌肉运动被激活后，可以促进血液循环，提升睡觉期间下降的体温，让身体进入清醒状态。

提升体温的足浴方法

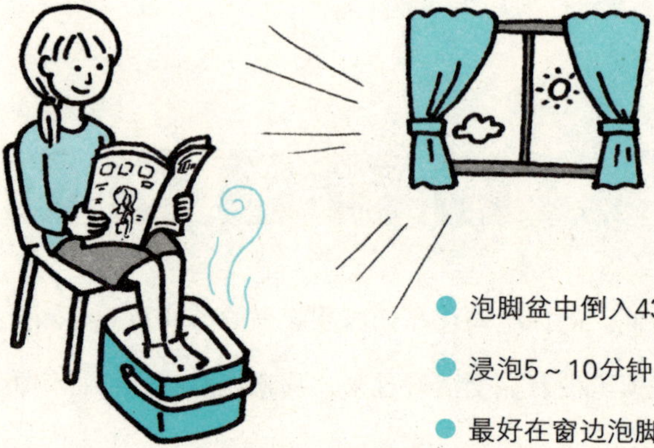

- 泡脚盆中倒入43～45℃的热水。
- 浸泡5～10分钟。
- 最好在窗边泡脚。

1.2.6 熏早安香和听音乐，让心情好起来

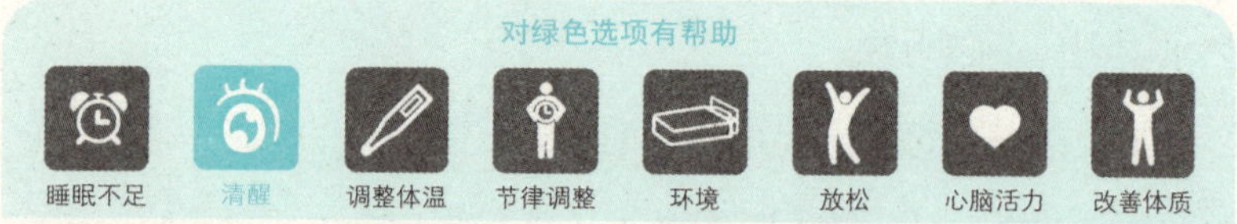

早晨总觉得有点儿不清醒，**想要转换心情时，试试熏早安香和听音乐吧**。可以很快提升精神状态。

清晨熏香，我推荐薄荷、柠檬、迷迭香、桉树和西柚等气味清爽的香型。音乐则推荐轻快而有节律的曲子，最好是能情不自禁跟着哼唱的那种。

将电子香熏炉接通电源，设置好时间，启动开关，清爽的香气就会散发出来，还能起到闹钟的作用。

如果想更加方便，临睡前在口罩上滴1滴精油，装进密封袋里，放在枕边备用。早晨，闹钟一响，便戴上口罩，大脑就能很快清醒过来。

富有生命力的动物叫声，非常适合作为早晨的叫醒音乐。小鸟婉转的啼鸣声，可以给您带来回归大自然的爽快感受。

呼吸会不由自主地跟上音乐的节律，因此，睡醒后播放的第一首曲子要选择从慢节律开始渐渐地转变成快节律的。**从副交感神经切换到交感神经，能够促进人体自然清醒。**

熏早安香的正确方法

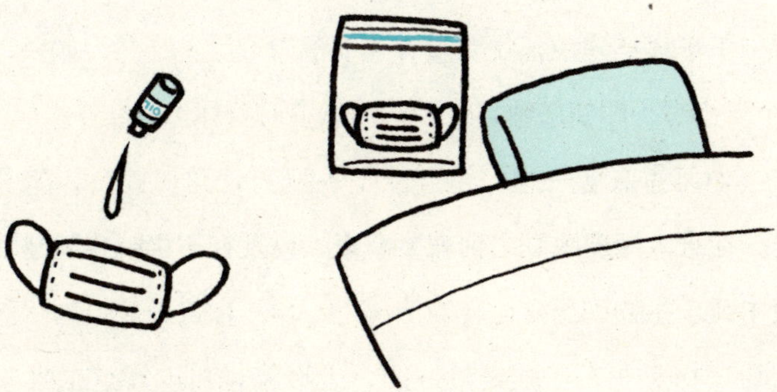

- 将1滴精油滴在口罩上，装进密封袋，放在枕边备用。
- 推荐薄荷、柠檬、迷迭香、西柚等香型。

1.3 白天犯困的时候

1.3.1 消除困意，养成午睡的习惯

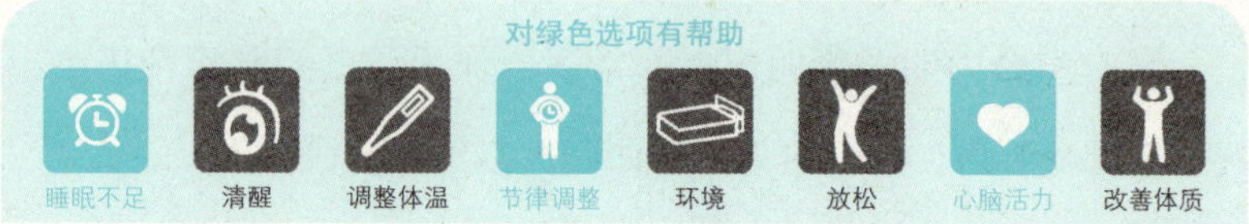

不光睡眠不足的人，所有人都适合午睡。**因为午睡可以使人整个下午精神饱满，还可以提升夜间的睡眠质量。**

为什么午睡能提升夜间的睡眠质量呢？因为午睡后**身心状态得到恢复，下午的活动量就会增加**。充分的活动会积累疲倦感，夜里就能够酣然入睡了。有研究报告称，即使夜间只睡4个半小时，只要中午小睡15分钟，就能改善下午精力不足。当然，如果每晚只睡4个半小时，即使午睡15分钟，仍然会对身体造成伤害。

如何有效地午睡，重点就是午睡的时间和长短。需要注意的是，**在进入深度睡眠之前就要醒来，以及在不影响夜间睡眠的时间段午睡**。生物钟正常运转的情况下，14～16点是最困的。借着这股困意在14点左右午睡是最好的，上班族也可以在这个时间之前午睡。午睡后，下午不会被困意烦扰，能够集中精力工作。所以，午睡最好选在**中午12～15点之间，以不超过20分钟为宜**。

老年人比较难以进入深度睡眠，午睡30分钟也是可以的。如果午睡时间过长，就难以从睡眠状态调整到清醒状态，醒来后的一段

时间，脑袋还迷迷糊糊的。

其实，午睡即使感觉没有真正睡着，也是有效的。大脑的“快动眼睡眠”（rapid eye movement，REM）时间，按睡眠深度分为4个阶段。第1阶段，对自己已经睡着的认知大约是40%；睡眠再稍微加深后的第2阶段，这一认知是70%～85%。也就是说，**大部分人感觉自己“并没有睡着”，事实上已经睡着了。**

午睡前喝杯咖啡，睡醒后会神清气爽。咖啡因的提神作用在喝完咖啡20～30分钟后开始起效，正好适合午睡。

在日本福冈县的明善高中，自从开展午间15分钟小睡活动，学生的高考成绩有所提高，被以东京大学为首的很多名校的录取率有大幅提升。据说是**通过午间小睡，学生们下午犯困的现象得到改善，上课时注意力更加集中，学习劲头更足了。**另外，课外活动中受伤和心理问题也减少了。

养成午睡习惯，过健康生活吧。

获得高效午睡的方法

- 12～15点之间，午睡时间控制在20分钟以内（年龄55岁以上者，控制在30分钟以内）。

- 每天在固定的时间午睡。

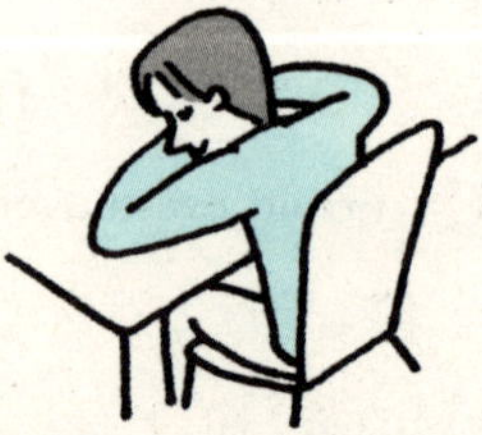

- 不要躺着睡（防止睡过头）。

- 午睡前，摄入咖啡因。

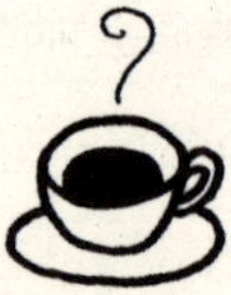

- 不要用会压迫腹部的姿势午睡。

- 松开表带、腰带、鞋带等。

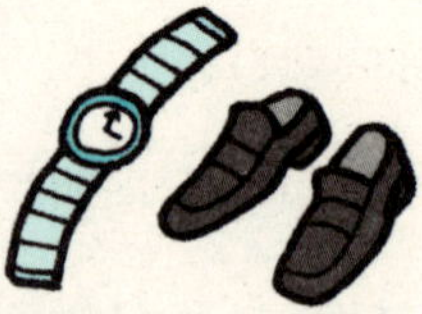

- 为了安心午睡，定好闹钟。

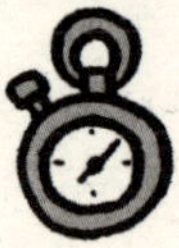

1.3.2 蓝光消除提早到来的睡意

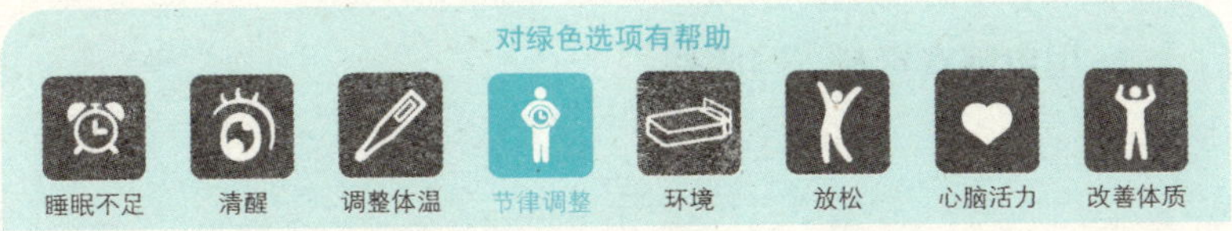

解决工作中犯困的良策，就是刺激五感。嚼口香糖，摄取咖啡因，和着音乐唱歌，用冷水洗脸，闻薄荷的香味……其中，首推的是视觉刺激。犯困时，请照射含有蓝光的青白色亮光。中午明亮的太阳光比电脑和智能手机更能有效抑制睡意。困了，就请在窗边沐浴阳光吧。

通过照蓝光，还可以调整**晚上犯困的时间**。随着年龄增长，生物钟会逐渐调节睡眠时间，变得早睡早起，但如果21点就犯困，还是太早了。如果想将21点入睡、凌晨4点醒来的睡眠时间后调2小时，那么醒来后不要马上接触阳光，保持屋内和睡眠时一样昏暗。在2小时后的早晨6点再起床，晒太阳，同时把室内灯光调到最亮。

直到睡前1小时，都笼罩在含有蓝光的青白色光线中。蓝光具有推迟生物钟的作用。**在此期间，如果困了，就站起来，让台灯的灯光照在脸上**。另外，英国的研究表明，就寝前查看邮件、写邮件，能起到提神的效果。虽然这不是个好习惯，但是当您被提早到来的困意侵袭时，能起到一定作用。

消除提早到来的睡意

- 起床后，不要马上晒太阳。
- 直到睡前1小时，都在含有蓝光的环境中度过。
- 用电脑查资料、写邮件。

第2章

消除“睡不着”“睡眠浅”的小技巧

半夜多次醒来，躺下后难以入眠。为出现这种情况的人，介绍能够顺利入眠的方法，通过深度睡眠，消除疲劳。

2.1 晚上没有睡意的时候

2.1.1 睡前8小时禁止打盹

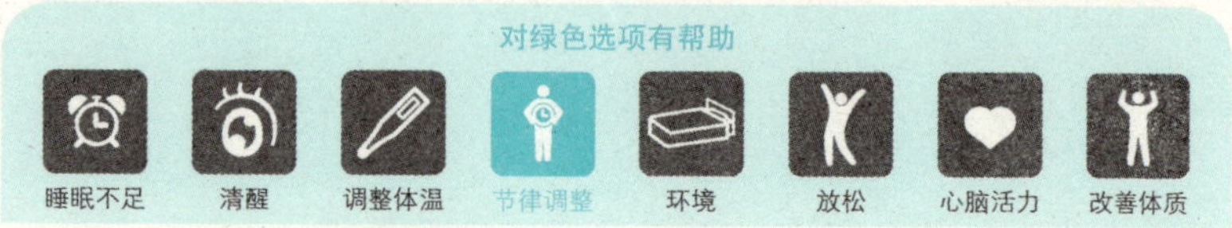

晚饭后，一边看电视，一边在沙发上迷迷糊糊……**晚上却睡不好，也许正是睡前打盹惹的祸。**

到了晚上，家务和工作中积攒的疲劳，再加上晚饭后副交感神经开始工作，有时不知不觉就会睡着了。冬天的暖气也成了打盹的“帮凶”。如果傍晚以后不小心睡着了，到了平日该入睡的时间，就会毫无睡意。

睡意与疲劳成正比。醒着的时间越长，睡意越强。反过来说，充分睡眠后，起床时更容易清醒过来。当然，运动疲劳也能够增强睡意，使人上床后很快入睡。

晚饭后打盹或在回家途中的汽车里小憩，能减轻疲劳，但到了平时的就寝时间，却不想睡了。**就寝前8小时保持清醒**，这一点非常重要。

即使保持清醒状态8小时以上，如果午睡时间过长，积累的疲劳急剧减少，到了晚上，睡意也会减弱。把午睡控制在20～30分钟，不过度用脑和从事体力活动，将不影响就寝时的睡意。

2.1.2 枕边放本哲学书

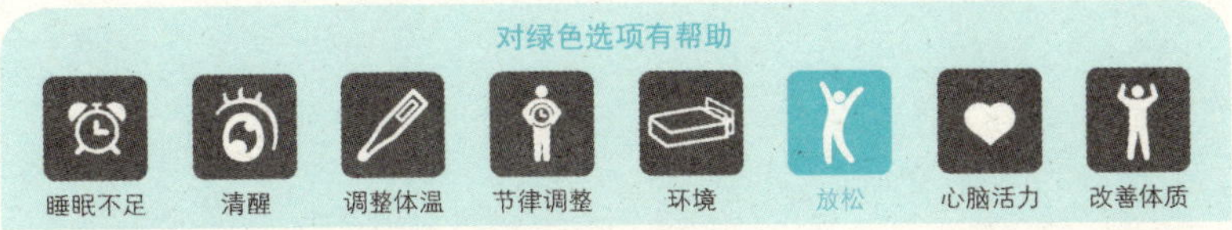

大家都有过这样的经历吧，参加无聊的会议，或者阅读难懂的书和文件，就会不自觉地产生睡意。也可以将其运用到睡眠中去。

太难懂而读不下去的哲学书和专业书，具有很大的“诱发睡意”的作用。怎么也睡不着时，**请在枕边放一本难懂的书吧**。

难懂的书之所以会令人犯困，是因为人体**为了消除痛苦，会分泌名为β-内啡肽的神经递质**。它有镇痛作用，可以使情绪高涨，获得幸福感，因此，β-内啡肽被称为“脑内兴奋剂”。有个众所周知的例子：人在跑马拉松时持续处于难受的状态，为减轻压力，脑内会分泌β-内啡肽，跑着跑着就会感到快感和陶醉，进入愉悦的状态。

身边也有这样的例子。在按摩或揉压的疼痛之后，酸痛缓解的同时也会带来睡意，这是一样的原理。另外，β-内啡肽还会在性行为时分泌。

而像推理小说这类读物，会激起人们阅读下去的热情，因此对睡眠有反作用。它会促进兴奋类的神经递质“多巴胺”分泌，使大脑越来越活跃。因此，请不要在睡前阅读这类读物。

2.1.3 睡前饮酒会降低睡眠质量

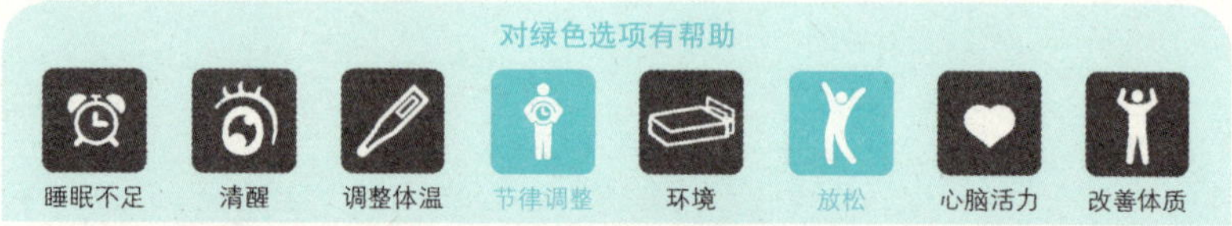

对睡不着时喝酒的人来说，**酒精对睡眠没有任何益处**。

虽然多喝点儿酒容易入睡，但到了睡眠后半期，酒精被分解，交感神经活动增强，睡眠中断，反而难以消除疲劳。另一方面，少量饮酒不但入睡困难，睡眠时间也会变长。

为了改善睡眠而饮酒，最初的确感觉有些效果。但是，连续饮酒1周后，身体会产生抗性，需要不断地增加酒量。**摄取的酒精量越多，白天的睡意和疲劳感就越强**。因为酒精会使肌肉松弛，呼吸道变得狭窄，人体陷入缺氧状态。很多人因为饮酒而出现打鼾和睡眠呼吸暂停综合征加重。睡眠呼吸暂停综合征会给血管造成沉重负担，增加高血压、脑血管疾病、心脏病的风险。

无酒精啤酒有助于睡眠。西班牙研究小组经实验得出，无酒精啤酒能使入睡时间变短，并降低白天的不安感。啤酒的主要成分γ-氨基丁酸（GABA）是氨基酸的一种，具有镇静作用。饮用无酒精啤酒，不会出现上面提到的酒精带来的各种问题。

建议只在周末饮酒，工作日则选择无酒精啤酒。不过，啤酒会使身体发冷，请适量饮用。

2.1.4 夜间不要抽烟、喝咖啡

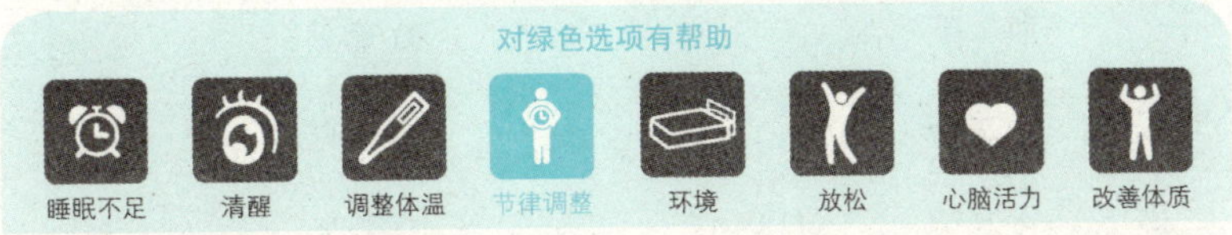

摄取酒精、香烟、咖啡因等，会使人精神平静，回避痛苦，但是晚上摄取需要当心。

香烟的兴奋效果会持续1小时左右。因此，睡前1小时，请不要吸烟。吸烟数量越多，失眠比例越高。**与不吸烟者相比，吸烟者的深度睡眠减少，睡眠整体变浅**。

咖啡因的兴奋作用持续约4小时，有的老年人持续6～7小时。除咖啡以外，绿茶、红茶、可可等饮料也含有咖啡因。特别是凉饮料，在体内吸收更为缓慢，咖啡因的作用时间也更长。含有咖啡因的饮料见下表。

有报道称，习惯每天喝2～3杯咖啡的人，由于肠胃不好而戒掉以后，睡眠质量提高了。也有人本来对自己的睡眠质量并无不满，但因为戒掉咖啡后熟睡感增加了，才发现以前的睡眠并不好。

晚上喝的饮料，建议选择能温暖身体的，如谷物咖啡、蒲公英咖啡、香草咖啡等不含咖啡因的。

含有咖啡因的饮料

饮料名称	咖啡因含量（每100毫升）
玉露茶饮料	160 毫克

（续表）

饮料名称	咖啡因含量（每100毫升）
煎　茶	20 毫克
乌龙茶	20 毫克
玄米茶	10 毫克
红　茶	30 毫克
抹　茶	32 毫克
焙煎茶	20 毫克
粗　茶	10 毫克
咖　啡	60 毫克

［摘自日本文部科学省《日本食品标准成分表（第5版）》］

2.1.5 何时睡取决于何时醒

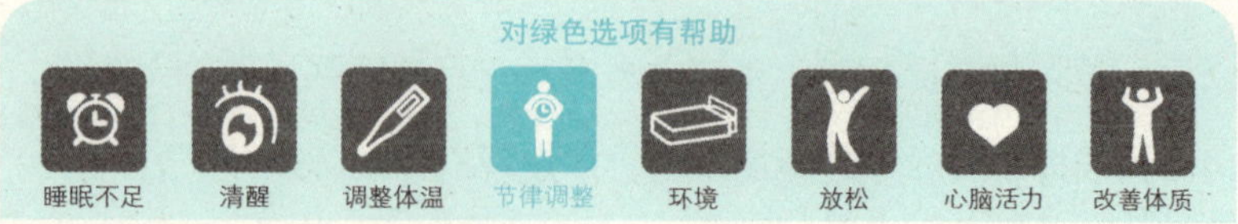

周日的夜里，总是难以入睡。这是因为没有了工作的负担，早上起太晚了。

事实上，何时入睡取决于何时起床。起床后15～16小时，促进睡眠的褪黑素开始分泌，人开始困倦，并在1～2小时内入睡。这是人体自身的生理特性。

早上6点起床，21～22点身体就会发出睡眠信号。周末的晚上熬夜玩耍，早上睡到10点才起床，机体入睡的时间就到了第二天凌晨2～4点，当然怎么也睡不着了。通过对高中生的调查显示，周末两天起床时间要比平时晚3个小时，体内的生物钟推迟了约45分钟。

休息日与平日相同时间起床，是保证优质睡眠的基本要求。**即使就寝时间变了，也不要晚过平时起床时间2小时以上。**

不过，即使周末早上睡了懒觉，导致晚上失眠，也不要着急，可以读读书，迎接睡意来临。然后在睡眠不足中迎来周一的晚上，就可以早早爬上床，重整睡眠节律。

睡眠时间和起床时间

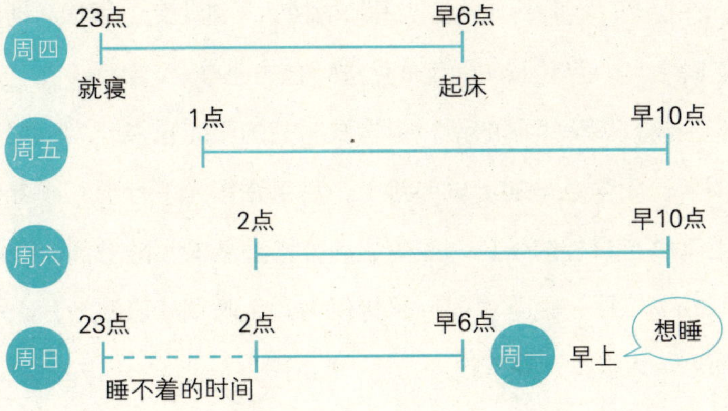

2.1.6 在早上的阳光中沐浴30分钟以上

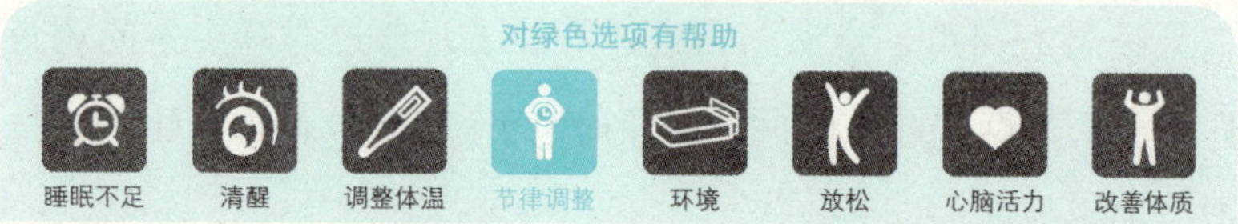

“窗际族（办公桌在窗边的人）总能很快入睡”。美国伊利诺伊州大学发表的论文称，与长期照不到阳光的办公室人员相比，窗际族的平均睡眠时间要长46分钟，半夜醒来的次数较少，生活满足度更高。

沐浴阳光30分钟以上，夜里便会很快入睡。有研究表明：早上沐浴阳光30分钟，效果相当于服用1片安眠药。

沐浴阳光，能够促进身体分泌一种名为5-羟色胺的神经递质。在白天，这种物质能够令心情愉快、干劲十足，增加活动量；到了晚上，5-羟色胺又能生成促进睡眠的褪黑素。

不能直接晒太阳的话，多看看明亮的阳光也很好。比如外出时不带遮阳伞，**早起上班的路上，尽量在阳光下行走，或者在汽车上远眺车窗外的景色。**褪黑素的分泌会随着年龄增加而逐渐减少。70岁以后，褪黑素的分泌量仅为儿童时期峰值的十分之一，因而老年人很难迅速入睡。

多在阳光下活动，可以提高睡眠质量。

太阳光的作用

1. 调整人体生物钟。

2. 起床时，抑制褪黑素分泌，令人迅速清醒。

3. 激活交感神经，让身体兴奋起来。

4. 沐浴阳光，促进夜间褪黑素的分泌。

2.1.7 17点以后，改用昏黄色灯光

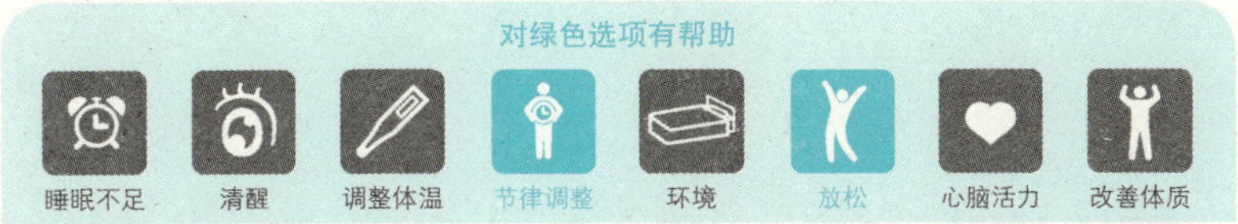

为了良好的睡眠，**切记17点以后改用稍暗的橘黄色灯光照明。**

照明光源的选择，应该以一天里太阳光的规律为模板。早晨到中午，太阳光是强烈的白光（冷光），因而白天的照明也应选用明亮的日光灯，方便日常活动。到了傍晚，太阳光变成橘黄色。看见夕阳时，我们不免会这样想：“工作即将结束，到回家休息的时间了。”因此，**傍晚以后，室内的照明也应选用夕阳一样的橘黄色（暖色）灯光。**

最近LED照明兴起，各种颜色、光度可调的吸顶灯取代了色调、亮度单一的照明灯具。**夜里采用暖色灯光照明，可以使交感神经的活动减弱，令人镇静。**灯光能在一瞬间改变家中的氛围，变成

有效的催眠工具。

近年来，许多公司开发出了色彩丰富的灯具，如夏普公司的“樱花灯”，东芝公司的“多彩灯”等。现在，大家都喜爱使用明亮的荧光灯。最初使用暖色照明，总感觉美中不足，但渐渐习惯了以后，就能够体会出它对身体节律的调节作用。如果长时间待在超市这种亮度很高的场所，身体的生物钟会推后，迟迟感觉不到睡意。这时要当心了。

2.1.8 睡前1小时，将灯光调暗一些

酒吧般微暗的氛围能够诱导睡眠。**就寝前1小时，将灯光调暗一些，比晚饭时的灯光再暗一半。**

室内光照度保持在150 lux左右，微暗的环境能够提高促睡眠激素——褪黑素的分泌。褪黑素是由脑内松果体分泌的一种激素，能够调节人体状态，降低体温、血压和脉搏，令身心放松，快速进入睡眠状态。第24页提到，起床后15～16小时，褪黑素开始分泌，这时候降低光照度，可以促进褪黑素的分泌。

洗澡时，也要注意浴室的照明。如果过厅或卧室的灯光可以照进来，浴室可以不开灯。

LED灯有调节灯光颜色的功能，连续按动开关，灯光的颜色会在暖色和冷色之间切换。我喜欢使用这种灯，可以根据时间早晚改变照明的颜色。浴室和台灯都可以使用LED灯泡，不同时间采用不同的光照度，能够调节生物钟。

2.1.9 睡不沉，试着减少睡眠时间

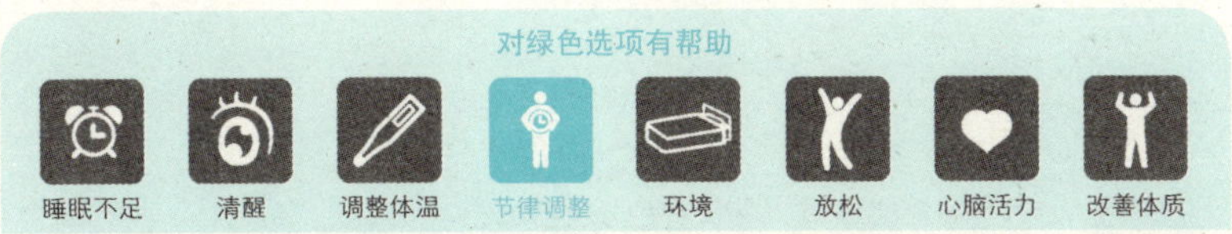

工作时总是得不到充足的睡眠，现在退休了，当然要睡个够。许多上了年纪的人落入这个陷阱。事实上，**随着年龄的增长，人所需要的睡眠时间也在减少。**

入睡困难，睡后易醒，这些问题可以**用缩短睡眠时间来解决**。首先参照第103页的睡眠日记，准确记录就寝的时间。**躺在床上的时间大约是“实际睡眠时间加30分钟”。**

在参加快眠研讨会的人中，被失眠困扰的老年人占了大多数。被问到几点就寝、几点起床这个问题时，有说“22点睡，早上6点起”的，有说“24点睡，早上8点起”的，很多老年人在床上躺足了8个小时。

日本厚生劳动省发布的《健康睡眠指南2014》指出，65岁适宜的睡眠时间是每天6小时。也就是说，8小时明显属于睡多了。

长时间躺在床上，容易导致浅睡眠。缩短睡眠时间，反而能够迅速入睡。

这叫作“睡眠时间限制法”，是一种治疗失眠的方法。切记，晚睡早起，能够提高睡眠质量。

2.2 压力导致失眠的时候

2.2.1 睡不着时，冷敷头部

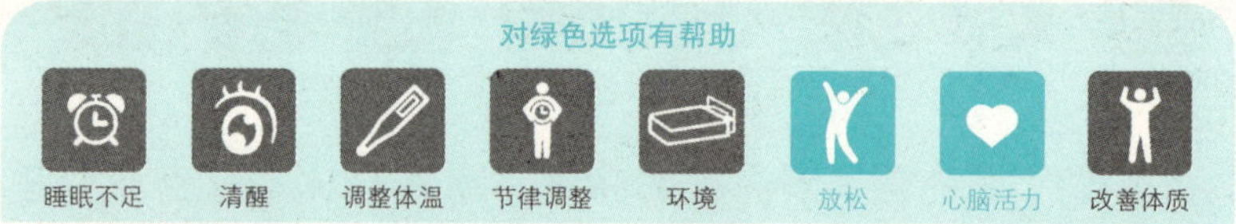

焦虑让人失眠，想得太多令人失眠。这时候，**需要冷敷一下头部，让大脑的温度降下来。**

平时买凉菜、甜点时用来保鲜的冰袋，用起来就很方便。把3～4个小冰袋放在冰箱里冷却，使用时拿手帕包起来，搁在后脑勺上。冻得冷冰冰的，反而更睡不着；凉飕飕的感觉刚刚好。

美国的研究报告称，冷敷前额能够加速入睡。因为**冷却能够减缓大脑的代谢速度**。给失眠症患者使用这种方法，入睡时间平均缩短了13分钟。

也可以把袋装红小豆当作冷敷袋。红小豆含有15%的水分，在冰箱里冷却后，可以保持20～30分钟的降温效果。

我通常在超市买一小袋红小豆，当作冷敷袋使用，大小和厚度都刚刚好。放入冰箱冻凉，**睡觉时取出，放在枕头中间，正好贴在后脑勺上。**凉飕飕的感觉能够让大脑放松下来，一年四季都可以使用。

冷敷袋制作方法

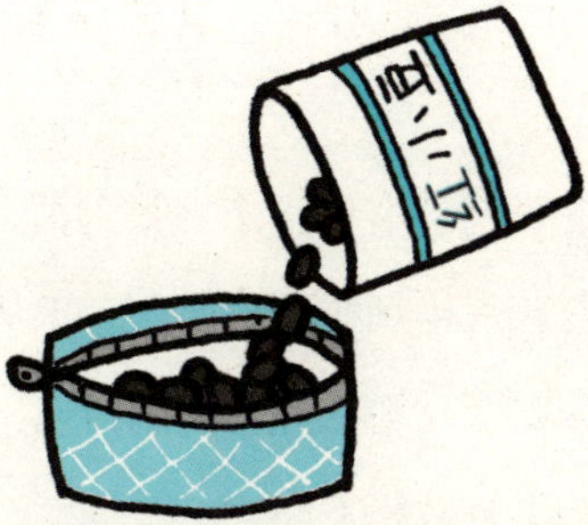

❶ 把250克红小豆装入带拉链的小袋子（17厘米×13厘米）里，封好袋口。

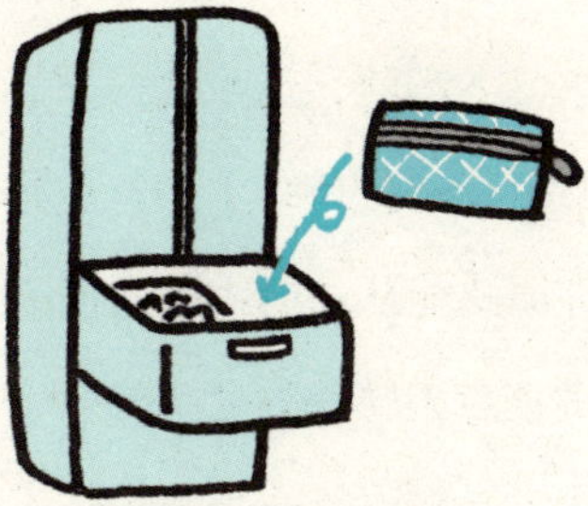

❷ 放入冰箱冷却。

2.2.2 烦恼时看看自己的照片

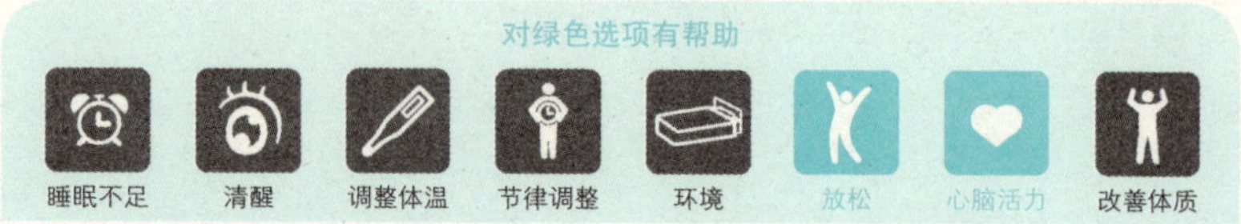

因为烦恼而睡不着，这时候，**就俯瞰烦恼的自己，让心情放松。**

摆出尽情烦恼的表情和姿势，来一张自拍。这样，忘掉自己，客观地、放松地观看相片中烦恼的自己。意识从“自己在烦恼”变成“这就是烦恼的人呀”，看着照片中的自己，渐渐变成了在看别人的感觉，心情不知不觉放松下来。

虽然是同样一件事情，为什么会从深深烦恼的自己，变成了不怎么被关注的人，甚至变成完全不必在意的人呢？因为，**烦恼的往往并非发生的事情本身，而是自己对于这件事情的反应。**

虽然这个道理很容易明白，但人遇到事情时不可能什么反应都没有，这就产生了烦恼。因此，请改变一下思考方式。烦恼，**只是现在偶尔碰上了**，不可能一直持续下去。这样客观地观察身陷烦恼旋涡中的自己，或许很快能从烦恼中解脱出来。

俯瞰自己，尝试把意识转移到“另外一个自己”身上，就会有一种烦恼变小了的感觉，很快就能睡着了。

2.2.3 让脑袋“嗡嗡”响起来

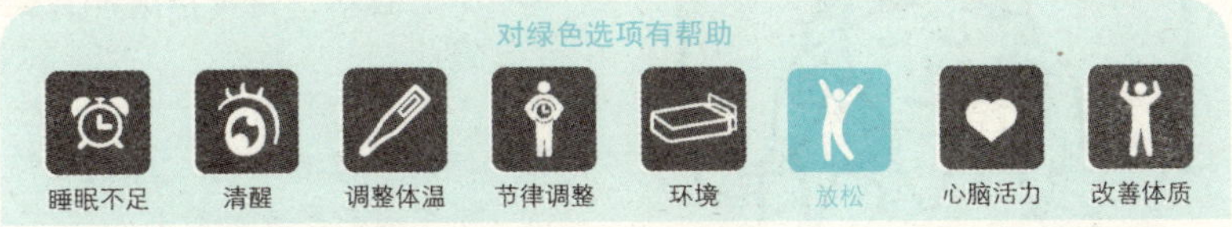

已经躺到床上打算睡觉了，但仍在思考问题。这时脑袋就会出现“嗡嗡”的响声。

这里有一个简单的方法，躺在床上就可以做。**闭上眼睛，用食指堵住耳朵眼儿，脑袋就会“嗡嗡”地响起来。**然后，用鼻子细细地、缓缓地呼气，像哼歌似的。放松全身，舒缓地换气，持续1分钟左右。手指离开耳朵眼儿的瞬间，脑袋一下子就安静下来。思绪重新浮出脑海，“嗡嗡”声又会出现。

这个方法就是瑜伽中的蜂鸣式呼吸法，很容易掌握。这样呼吸时，感觉眉间出现“嗡嗡”的响声，仿佛蜜蜂扇动翅膀的声音。这样呼吸，有放松精神的效果。**重要会议发言前尝试这样呼吸，有助于缓解紧张的心情。**

“明天的发言不会有问题吧。”“得赶紧睡着啊。”“迟到就糟糕了。”如果被这些念头缠上了，就让“嗡嗡”声在脑袋里响起来吧。

让脑袋“嗡嗡”响起来的方法

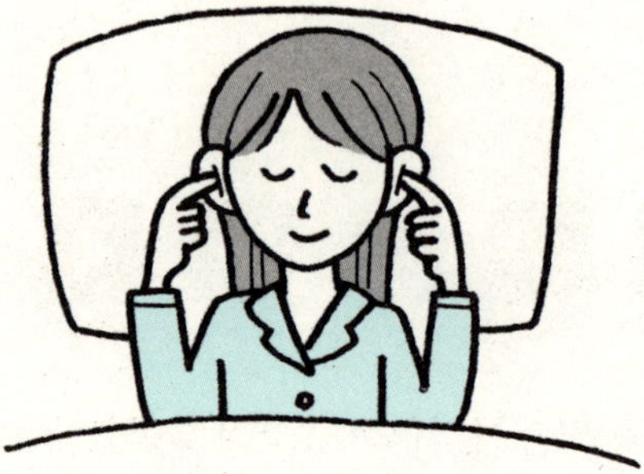

❶ 闭上眼睛，用食指堵住耳朵眼儿。

❷ 用鼻子慢慢呼气，“嗡嗡”声就在脑袋里响起来了。

2.2.4 在自然音或轻松的韵律中放松

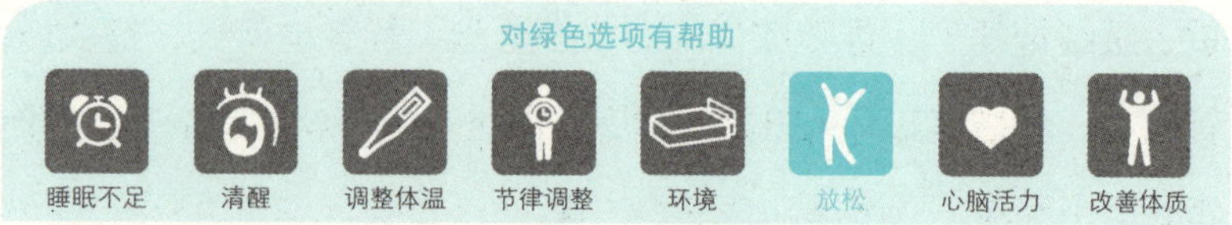

轻松的音乐，有让心情平静下来的力量。

睡前最适合听舒缓而没有歌词的音乐。有歌词的音乐，为了理解歌词，大脑主管语言的部分会被激活，引起思考。

呼吸的节律会与音乐的节律趋于同步，因而听着舒缓的乐曲，呼吸自然会慢慢平静下来，全身也就放松了。

轻松的音乐多为自然音，包含了“1/f 波动”。这是一种适度融合了不规律性与规律性的波动。波浪声、流水声、虫鸣声、雨声、心跳声，这些声音都包含“1/f 波动”，**能够给人愉悦感，有疗愈的效果。**

自然音中，我最喜欢的是流水声。听着河水流动的声音，仿佛大脑里的代谢废物都被流水带走了。头脑中的郁郁不乐也都消失了。

这么多年经久不衰的音乐，还是世界名曲。α 波可以诱导大脑放松，用八音盒、CD播放包含α 波的名曲，也是很好的选择。比如勃拉姆斯和肖邦的《摇篮曲》，帕赫贝尔的《卡农》，巴赫的《G弦上的咏叹调》，德彪西的《月光》等等，都是旋律优美、可以调整心情的同时迅速催睡的好曲子。

2.2.5 强迫入睡会适得其反

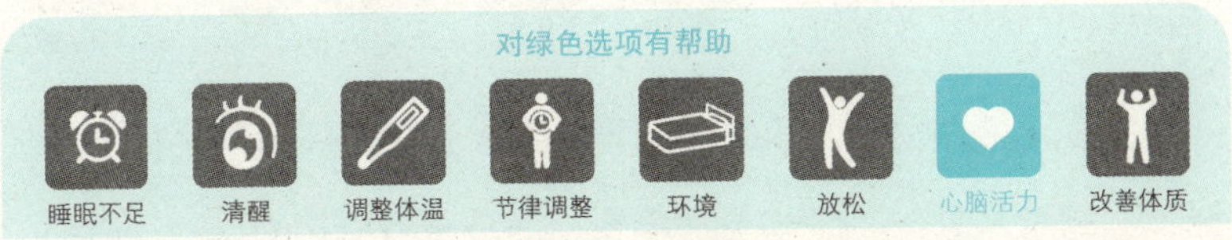

很多人都有过工作受挫、亲人离别等令人沮丧的经历，巨大的精神打击会导致失眠。

其实，这种失眠并不可怕。这是**机体为了驱散不快的记忆而产生的防御性反应。**

研究表明，用虚拟系统再现交通事故的录像场景，事故当天通宵不眠的人，数日后会消除对事故的恐惧。而事故后睡眠很好的人，10日后看到相似的场景，仍然会因为恐惧而手心出汗。总之，**因危险事件而引发的失眠，是身体消除不良记忆的自然反应。**

如果不知道这个原理，因为连续几天睡不着而产生了不安和压力，抱着“今天恐怕也睡不着”的念头入睡，那就真的会失眠了。如果为了想睡着而早早躺到床上去，就会形成恶性循环。

睡不着时，强行躺着，只会适得其反。因为大脑已经形成了“床=失眠的恐怖场所”的印象。只要明白了这种暂时性失眠的特性，等想睡时再躺到床上去就可以了。

2.2.6 压力和“鬼压床”

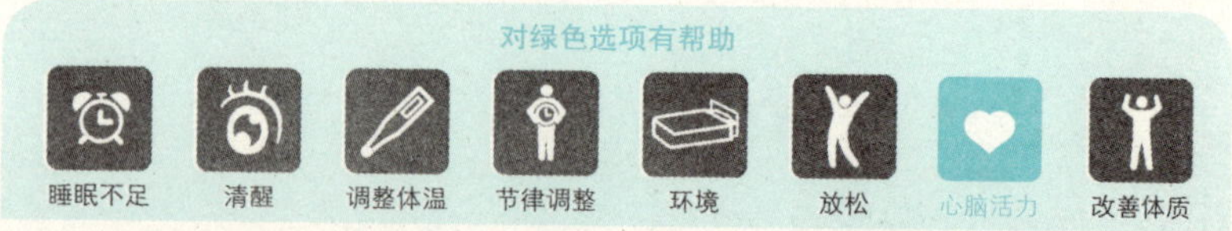

意识虽然清醒，可身体就是动不了。这就是民间所说的“鬼压床”，这种现象并不是幽灵在捣鬼，而是压力引起的。

“鬼压床”在医学上被称为“睡眠麻痹”，与快动眼睡眠有关。人的睡眠分为身体休眠的快动眼睡眠和大脑休眠的非快动眼睡眠。快动眼睡眠阶段，大脑运转活跃，一边做梦，一边整理记忆。如果现实中做出和梦里相同的动作，那就很危险了。快动眼睡眠中，身体是用不上力气的。这时舌部肌肉也是松弛的，所以会感到呼吸困难。

快动眼睡眠，又被称为“自律神经风暴”。这个阶段，人体的呼吸、脉搏、血压都是混乱的。健康的睡眠始于非快动眼睡眠，但是在压力大、肌肉疲劳、不规律的生活等影响下，也有少数人的睡眠始于快动眼睡眠。这就是“鬼压床”的真相。

“鬼压床”经常在旅行、出差途中发生。**因为迁移造成身体的疲惫、离开熟悉环境的紧张、大脑的兴奋等**，都是影响因素。另外，黎明时分也是“鬼压床”的高发时间段。特别在深度睡眠时容易发生。

“鬼压床”很快就会过去，只要平稳呼吸、放松心情就可以。

还有，平躺睡觉时，气道会变得狭窄，也容易发生“鬼压床”。经常被“鬼压床”折磨的人，采取侧卧位比较好。

2.3 想缓解身体紧张的时候

2.3.1 睡前1分钟，做终极快眠体操

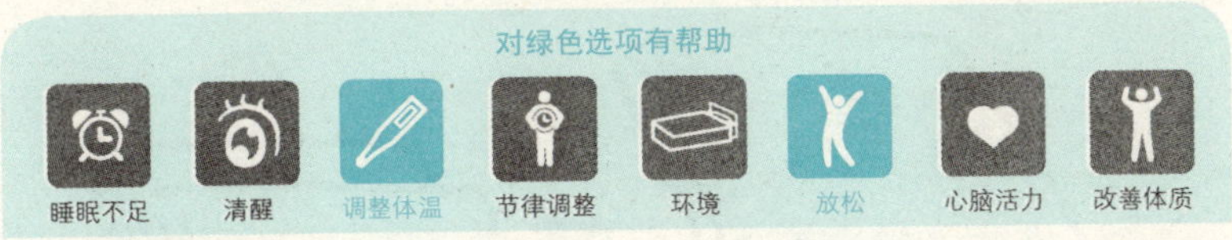

您是否注意到，工作时一直坐在电脑前，路上又一直看手机的人，背总是弓着。这不仅仅是姿势不当的问题。人在遭遇压力时，为了保护自身，就会把背弓起来。睡前重新调整姿势，**才能够加速睡眠中血液和淋巴的循环。**

在这里，给大家介绍一种“三桥式快眠体操”，能够解除后背

僵硬，让整个后背和床紧密贴合起来。

把体重均匀地分散到床面上，才能更好地放松身体。

三桥式快眠体操的效果：

- **开阔胸腔，深度呼吸。**
- **让背部紧密地贴合床面，充分放松，快速入睡。**
- **姿势舒服（配合矮枕头效果更好）。**
- **放松肩周，方便翻身。**
- **解除肌肉僵硬，加速体液循环，快速消除疲劳。**

只要1分钟就能见效。手臂转动不方便的时候，可以省略第3步（见下页）。整套体操只要躺在垫子上就可以完成。养成习惯每天做，就从今晚开始吧。

三桥式快眠体操

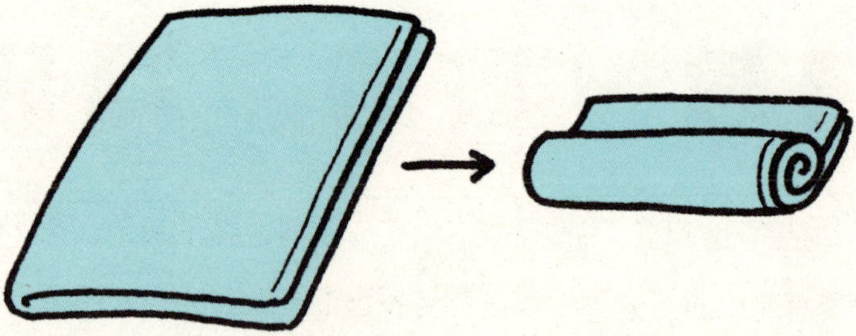

❶ 浴巾折4折，然后卷起来，卷成10厘米高的筒。

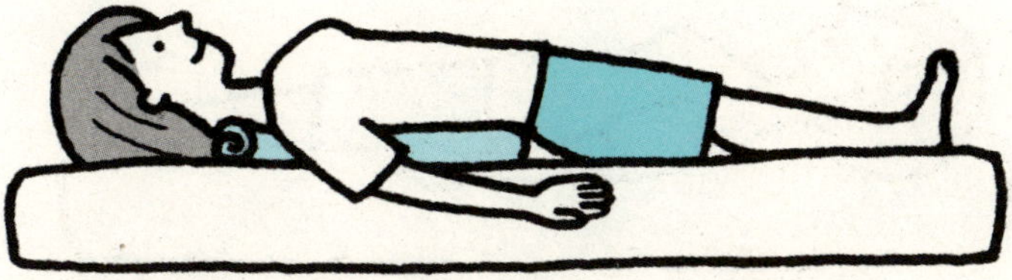

❷ 平躺，把卷好的浴巾顺着脊柱的方向垫在身下，头贴着床，尽量枕矮点儿的枕头，枕着不难受就可以，然后慢慢呼吸。

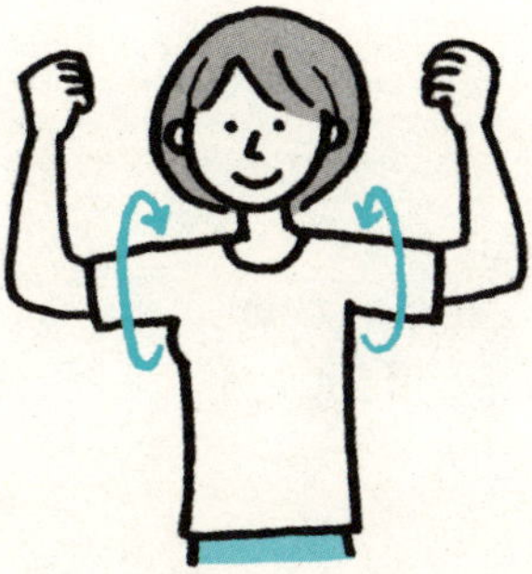

❸ 平躺，双臂横向伸开，然后曲肘，转20圈。

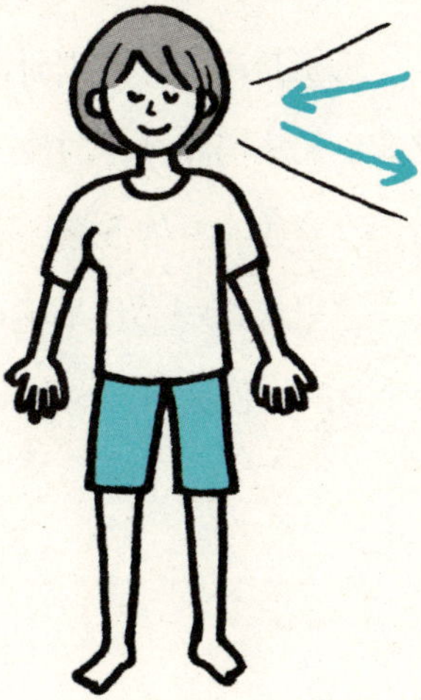

❹ 手心向上放在身体两侧，闭目深呼吸10次。随着呼气，感觉身体被重量慢慢压进床里。时间充裕的话，将这个步骤持续5分钟。

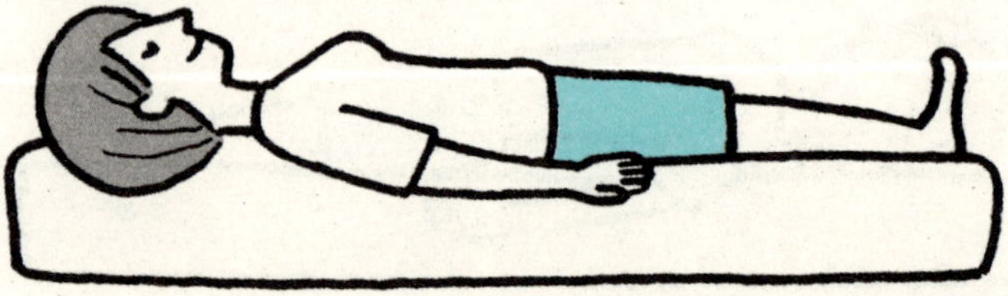

❺ 拿掉浴巾，感觉背部被床面吸住，全身放松，然后入睡。

2.3.2 1条毛巾，简单的体操

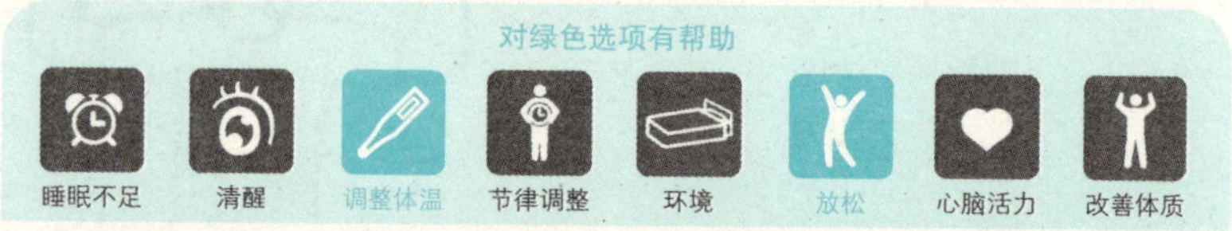

人际关系、气候变化、工作问题，每天各种压力纠缠着我们，使身体僵直、变硬。

特别是**肩胛骨周围肌肉僵硬，睡觉时翻身都困难，难得睡个好觉，也无法消除身体的疲劳。**翻身可以缓解肌肉疲劳，矫正脊柱歪曲，改善血液及体液循环。

这里介绍一种仅用毛巾就可以做的体操。只要3步，便可以改善全身的血液运行。感到疲劳的时候，不妨试试看。

简单的体操

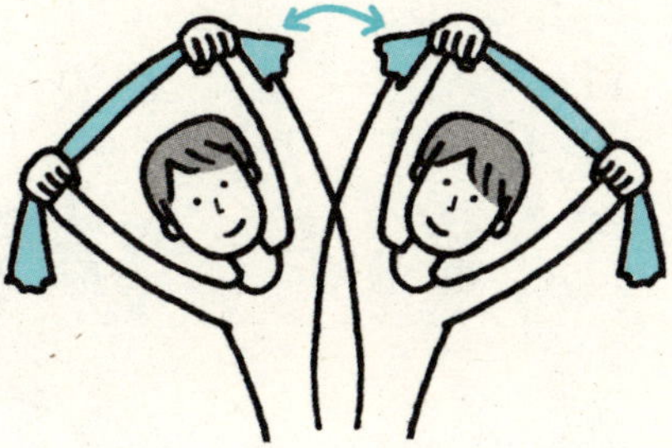

❶ 伸展身体两侧。双脚打开，与肩同宽；两手分开，握住毛巾，与肩同宽。两手高举，呼气时，身体向左右充分侧弯。

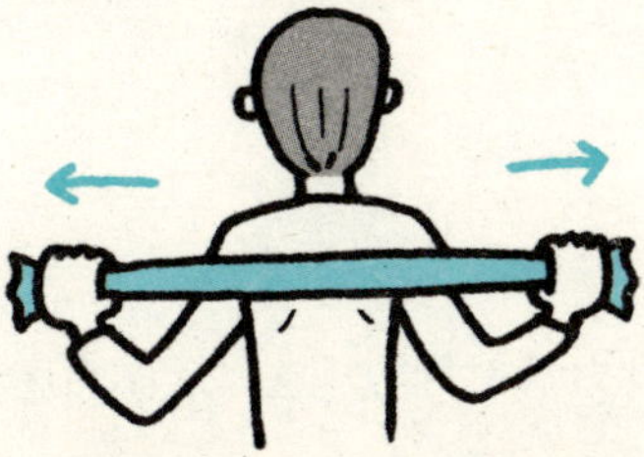

❷ 以肩胛骨为中心向前推。两手握住毛巾两端，举起。曲肘，将手向后背中部落下，向两边拉紧毛巾，坚持10秒。

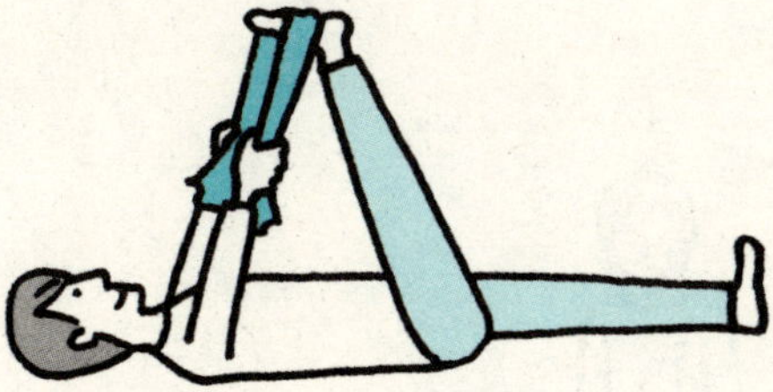

❸ 伸展腿后侧。平躺，用毛巾挂住右脚心，伸腿，脚心朝向天花板。用毛巾将腿拉向躯干，拉伸腿后侧。

2.3.3 全身肌肉松弛法

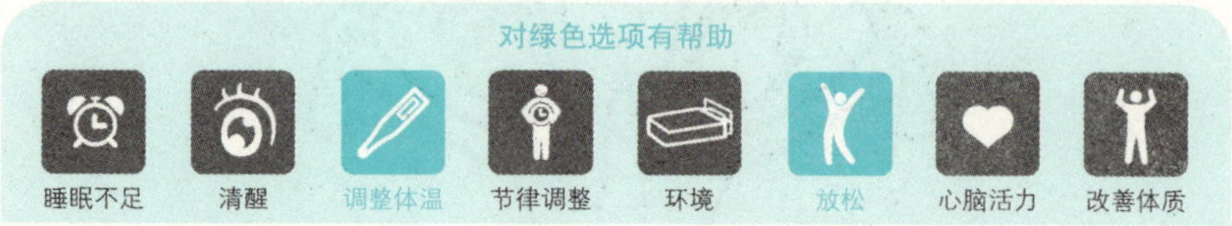

将身体的不同部位**用力绷紧，再完全松弛。**重复这个过程，就是能够放松全身的“肌肉松弛法”。这是在医疗过程中都会用到的放松方法。可以坐在椅子上进行，也可以躺在床上做。简便易行，建议尝试。

肌肉松弛法有3个要点：

1. 用八成力度绷紧肌肉（5～10秒）。

2. 一下子把全身力气都释放出去（10～20秒）。

3. 体验用力紧绷的状态和完全放松的状态。

不要在饭后进行。运动时，要闭上眼睛。

肌肉松弛法

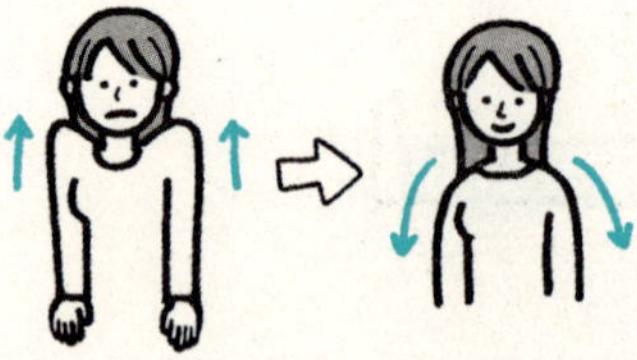

❶ 两肩向上耸起，保持一会儿，一下子放松。

❷ 握拳曲肘，用力夹紧两肋，再突然放松。像断了线的木偶一样，双肩和头部自然下垂，背部弓起。

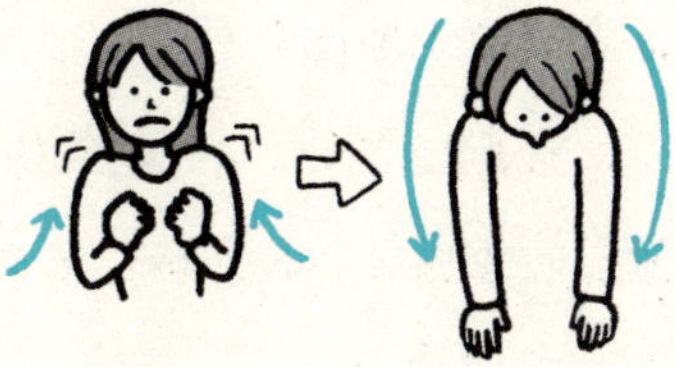

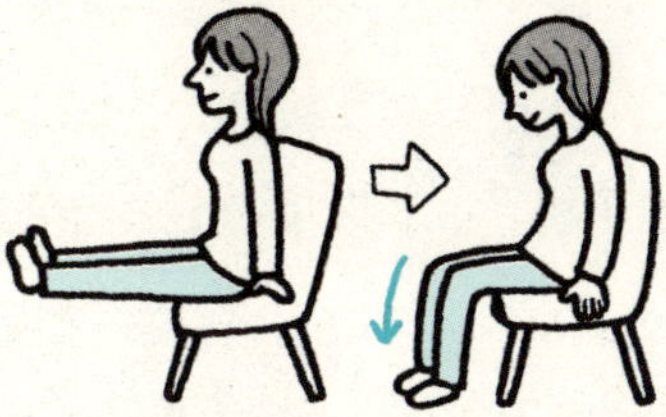

❸ 两腿上抬，与地板平行，脚尖朝上。脚后跟用力向前推，屁股绷紧，然后一下子放松。

❹ 最后，全身用力（双臂、双腿、胸部、头部、面部）绷紧，再突然放松。

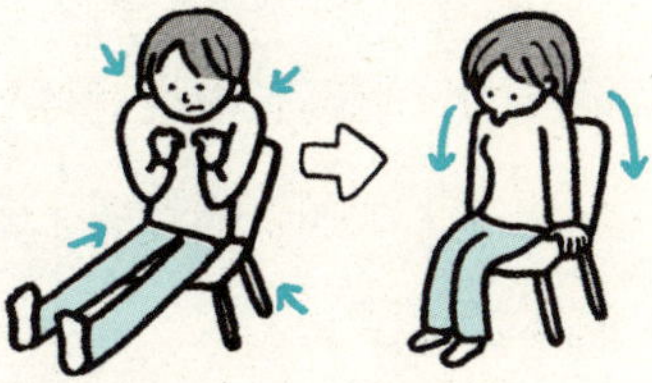

平时比较紧张的人，坚持到四肢和面部发抖再放松。如此反复。

2.4 放松后想睡觉的时候

2.4.1 舒缓下颌和眼睛

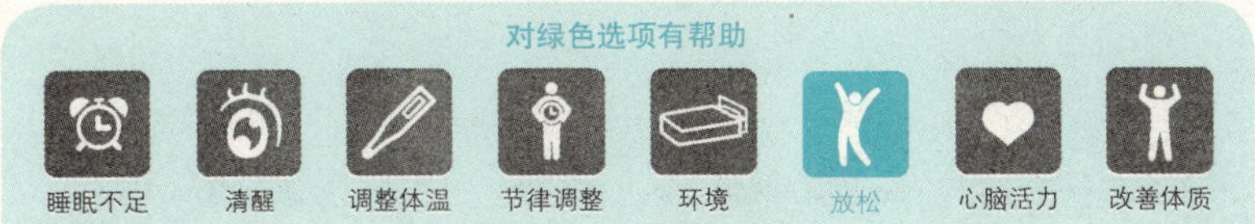

睡眠的基础是放松。但经常处于各种压力之下的现代人，总是咬着牙，绷着肩，缩着胸，上半身处于持续紧张的状态。入睡时，

需要有意识地把全身各个部位都放松下来。

在床上躺好，首先要松弛下颌。我们总是在无意识地绷紧下颌。咬紧后牙，咬肌就会变硬隆起。精神紧张时，即使没有咀嚼东西，咬肌也会收缩。因此，要想全身放松，首先要舒缓下颌。其次，要舒缓眼睛内部的压力。

如今，我们已经离不开电脑和智能手机了。长时间盯着固定的物体，会导致眼球外肌紧张。眼球外肌共6条。起始于眼球内部视神经孔四周的总腱环，能够控制眼球上下左右运动。舒缓了眼睛内部的压力，眼部肌肉也就得到了放松。

只要下颌和眼睛舒缓下来，因压力而导致的上半身紧绷状态也就基本消除了。

接下来，**有意识地从脚尖向头部一点儿一点儿放松。**慢慢呼气，按脚尖、脚后跟、脚踝、小腿、膝盖、大腿的顺序逐渐舒缓紧张的状态。等放松到头部时，说不定已经睡着了。

2.4.2 让左侧鼻孔畅通

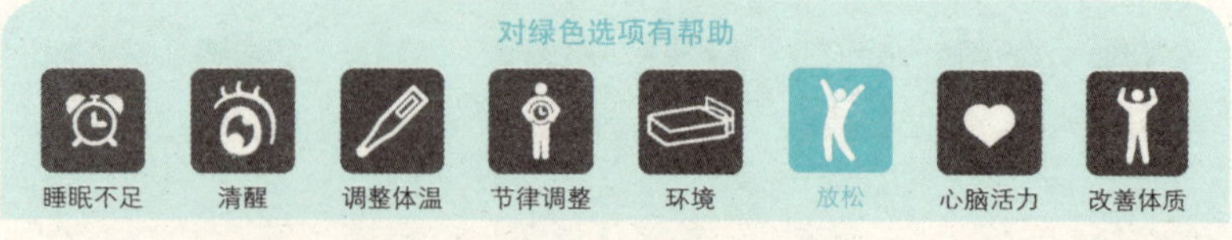

试着堵住右侧鼻孔呼吸，再尝试堵住左侧鼻孔呼吸。如果左侧鼻孔不通，身体会感到紧张。

右侧鼻孔连接着交感神经，左侧鼻孔连接着副交感神经。入睡前，试试瑜伽的单侧鼻孔呼吸法，能令鼻孔呼吸更加畅通。这种呼吸法可以调节自律神经，稳定心绪，加速面部血液循环。

如果鼻孔呼吸不畅，大脑会因为缺氧而昏昏沉沉。单侧鼻孔呼吸法能够为大脑输送充分的氧气，让人在放松的状态下进入深度睡眠。

稳定心绪的单侧鼻孔呼吸法

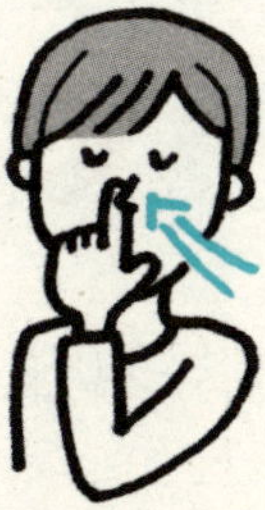

❶ 左侧鼻孔吸气。左手食指按住右侧鼻孔，用左侧鼻孔深吸气4秒。用右手按，也一样。

❷ 右侧鼻孔呼气。左手拇指按住左侧鼻孔，用右侧鼻孔慢慢呼气4秒。一定要把气全呼出去。

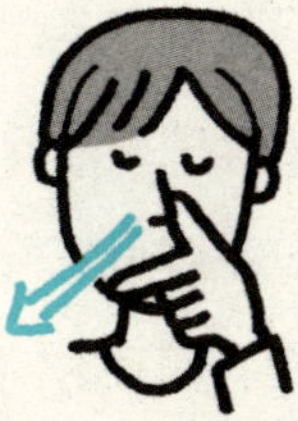

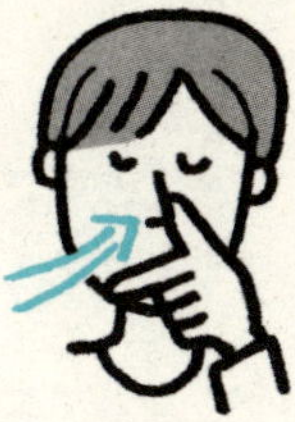

❸ 右侧鼻孔吸气。把气都呼出去后，用左手拇指按住左侧鼻孔，右侧鼻孔充分吸气。

❹ 左侧鼻孔呼气。左手食指按住右侧鼻孔，用左侧鼻孔把气全呼出去。

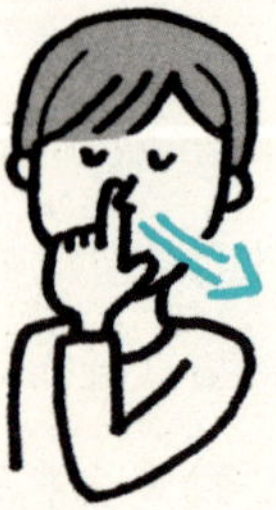

2.4.3 热敷眼睛、头部和腰部

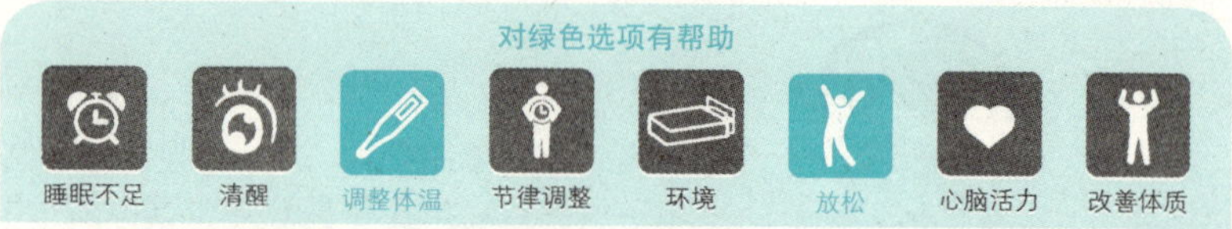

最近，一款可以温暖眼周的眼罩十分走俏。这款眼罩能温暖眼睛，解除疲劳，达到放松全身的效果。

眼球的活动受副交感神经中的动眼神经支配。**温暖眼睛，就是打开了副交感神经的开关，开启了放松模式。**眼睛温暖了，血管跟着扩张，手脚也变得暖和起来。下面列举可以使身体放松的部位。

眼角：因长时间使用电脑和智能手机而眼睛疲劳时。

颈后：颈肩疲劳酸痛时。

腰（骶骨）：久立或运动后感到疲劳时。

脊柱：压力太大及疲劳时。

腹部：心情低落、痛经时。

可以多个部位同时温敷，结合第30页介绍的头部冷敷快速睡眠法一起使用，效果会更好。

眼罩不用买。把毛巾装进塑料袋里，放入微波炉加热，小心地放在需要热敷的部位就好了。下图介绍了一种热敷袋的制作方法，可以重复使用。平时准备3～4个，用起来十分方便。

热敷袋的制作方法

准备材料

● 糙米120克；● 米糠100克；● 粗盐30克；● 辣椒1只。

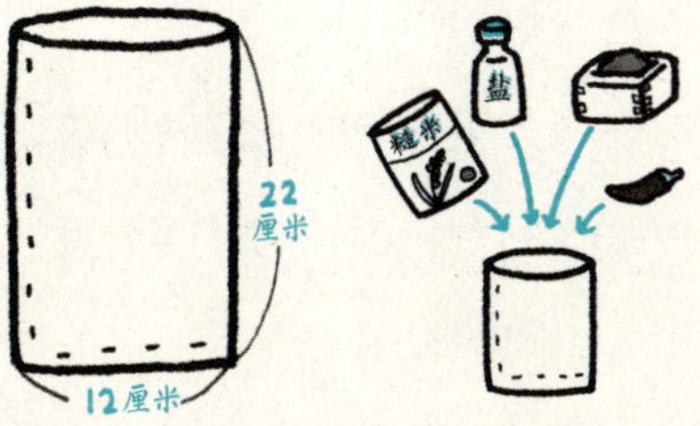

❶ 细棉布折成2层，缝一只长22厘米、宽12厘米的口袋，把材料都装进去，缝好口。

❷ 把袋子放入微波炉（功率600瓦），加热60秒。注意：不要加热太久。

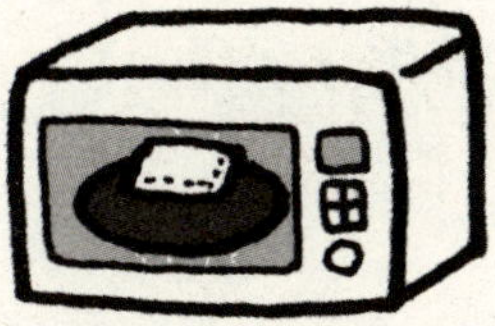

2.4.4 用手掌抚慰眼睛

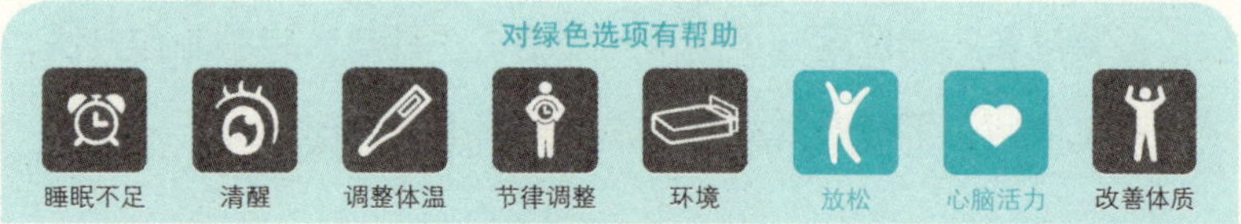

不需要工具，就可以使眼睛温暖起来。**只要用一只手的掌心捂住一只眼睛**，躺在床上就可以完成，十分简便。两手互搓到发热，掌心像碗一样扣在眼皮上。这样，一边感受手掌传递的能量，一边用鼻子吸气，然后在呼气时想象眼部的疲劳和代谢废物跟着排出去了。也可以一边想象着星空，一边进行这组动作。

这就是瑜伽所谓的“照气法”。在办公室里长时间盯着电脑，上下班路上又沉浸在智能手机中，留给我们看向远处的时间很短。“照气法”很适合放松因为过度使用而僵硬的眼睛。

在工作的间隙，1小时里只要抽出1分钟来温暖眼睛，就会使眼睛变得轻快许多。运动不足，会导致肌肉僵硬；眼球运动不足，会导致眼周肌肉和视神经供血不足，继而发生眼疲劳、近视、干眼症等疾病。

俗话说“眼睛是心灵的窗户”，**眼睛疲劳标志着大脑已经疲劳了。**抚慰眼睛，同时是对大脑的放松。因此，要注重对眼睛的保养哦。

手掌抚慰眼睛法

❶ 双手互搓。

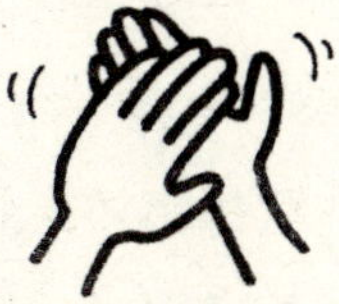

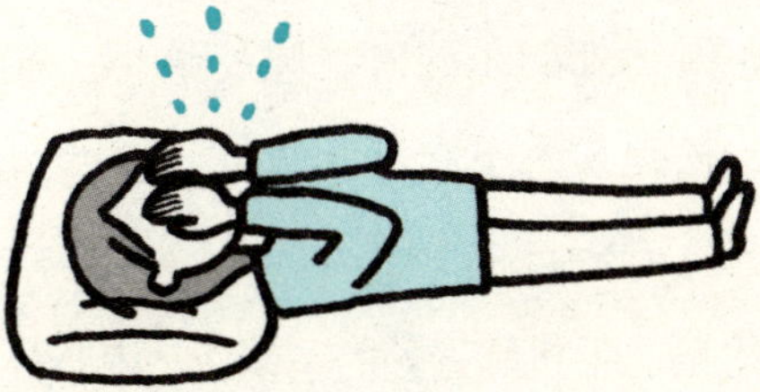

❷ 把搓热的手掌覆在眼皮上，用鼻子吸气，用口呼气。

2.4.5 眺望夜空中的星星

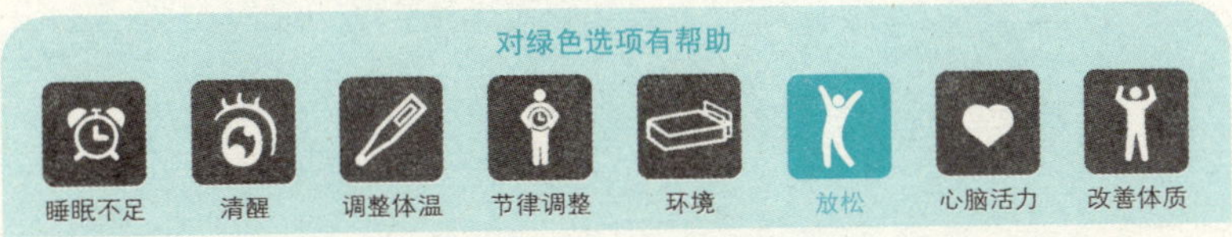

眺望满天的星星，可以帮助快速入睡。只需要一台家用天文望远镜，就可以证明这一点。睡前使用，**入睡快，睡得沉，醒来时精神抖擞。**

特别是非快动眼睡眠的第3～4阶段，也就是被称为“慢波睡眠”的深度睡眠时间，平均能够延长30%。“慢波睡眠”是生长激素分泌的信号。生长激素能够促进新陈代谢，加速消除疲劳，因此，慢波睡眠延长，起床后会精神百倍。

睡眠受自律神经调节。清醒状态下，交感神经比较活跃，副交感神经则能够令人放松。而眺望星空可以通过眼睛的运动，自然地从交感神经活跃状态切换到令人放松的副交感神经优势状态。瞳孔的大小随着观察对象的距离远近而调节。看近处的东西时，瞳孔放大；看远处的东西时，瞳孔缩小。而人在紧张状态下瞳孔会扩张，松弛状态下瞳孔会收缩。这些规律说明，**看远处可以使人放松。**

白天，我们总是盯着电脑、手机等近处的东西看，眼睛处于持续紧张的状态。到了晚上，望向遥远的星空，感受宇宙之大，自己的烦恼就变得渺小了。总之，眺望星空能够解除身心压力，松弛神经，自然很快就能入睡了。

2.4.6 用饮料抚慰自己

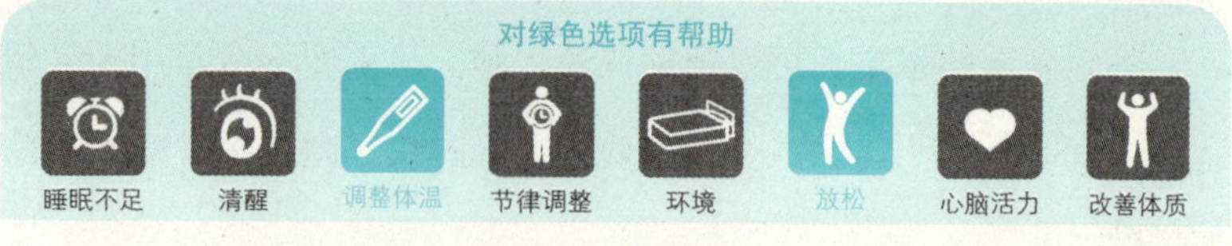

自古以来人们就很喜欢香草茶。这是一种几乎不含咖啡因的饮料，睡前也可以放心饮用。

香草茶不但口感好，它的香气还有很重要的作用。**从味道和香气两方面作用于人体，也就是广义的香熏。**

在商店里售卖的各种香草茶中，又好喝又能令人舒缓的莫过于甘菊了。在甘菊茶中加入橘皮果酱，甘菊中混合了橘子的香气，变得更加美味可口。加入牛奶做成的甘菊奶茶，也是一款优选的饮料。夏天，在甘菊茶中加少许薄荷和柠檬，口感清爽，令人舒心。此外，薰衣草、菩提、圣约翰草、蔷薇等，都能制成舒缓紧张的香草茶。请根据自己喜欢的味道和香气来选择一款吧。

喜好喝咖啡的人，建议尝试一下谷物咖啡和蒲公英咖啡。谷物咖啡是用大麦、黑麦等烘焙磨粉制成的咖啡风味饮料。蒲公英咖啡由烘焙后的蒲公英根制成。上述饮料都能**温暖身体，并且不含咖啡因，合适睡前饮用。**

除了这些，荞麦茶和大麦茶也不含咖啡因。当然，直接喝白开水也不错。慢慢喝下1杯比体温稍高的白开水，也有恢复内脏机能的效果。在压力太大或身体不舒服的时候，可以尝试一下。

2.4.7 借助语言的力量入眠

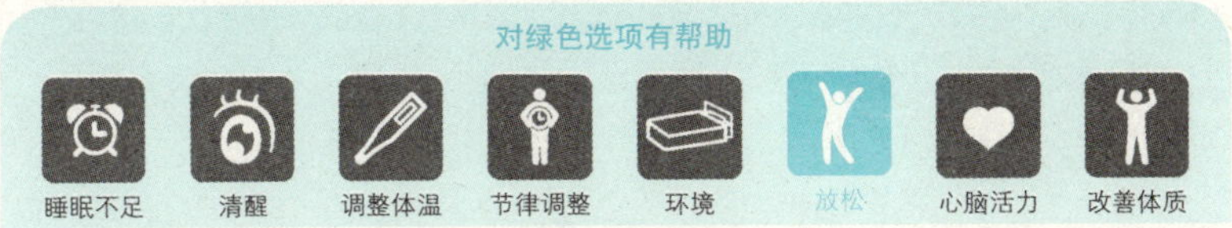

睡不着的时候就数绵羊吧。这是一种自古流传下来的方法，不同的语言，效果不一样。例如，用日语来数就没有什么效果。用英语数绵羊，念出“One sheep”时，自然会随着“兮——”的发声慢慢吐气，心渐渐沉静，身体渐渐放松。

美国的研究报告显示，**语言具有放松思维的功能，能使人很快进入熟睡状态。**47%的受试者看到“休息”“放松”“好心情”“安稳”等与睡眠相关的词汇后，比看到普通词汇，睡眠时间更长。

进一步的研究表明，**与睡眠相关的词汇能够令人睡得更好。**把这些词抄在便笺上，贴在睡前能看到的地方，也有效果哦。

建议睡前重复默念一些幸运词汇，比如**“高兴”“好心情”“感觉好棒”“幸福”“满足”**等等。选择3～5个能令心情愉快的词语，尝试一下吧。不可思议的是，就如这些词所描述的那样，很快能让人心情愉悦，迅速入睡。

要点是，默念时要想象这些词语，仔细体味那种感觉。伴随着满满的幸福感，很快就睡着了。

2.4.8 用眼泪净化心灵

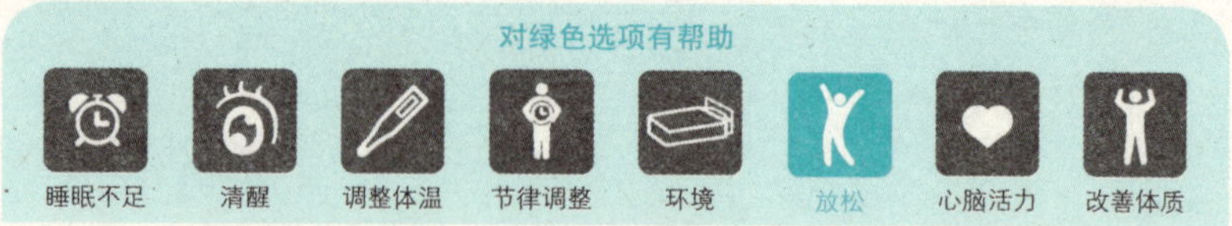

给想放松的人推荐一个好办法，让自己感动到流泪。**号啕大哭能够令人身心放松，眼泪可以舒缓心情。**

如果在网上检索“感动到流泪的传说”“感动到流泪的电

影”“感动到流泪的演讲”“感动到流泪的体育运动”，能搜到很多令人感动的故事。这时，不要在乎别人怎么看，沉浸到自己的世界里，尝试痛哭一场。**尽情地流泪，释放压抑的感情，人也能得到抚慰。**

不管是高兴还是悲伤，都会导致交感神经兴奋，血压升高，眼睛湿润。然后，紧张转换为松弛，副交感神经开始工作，眼泪就流了出来。总之，**眼泪是令人放松的开关。**大量流泪能够消解压力，改善纠结和愤怒的心情。

哭泣还能提高身体免疫力。与笑一样，都有消除压力的作用。

忍耐、努力、有苦难言是当今的常态。焦虑、失落、悲伤时，就流泪吧。主动哭泣可以消解压力。如今人们越发注意到这一点，并发起了通过主动哭泣排解心理压力的“流泪活动”。

用眼泪改善自己的心情，保持温和的心态入睡吧。

2.4.9 睡前冥想（呼吸篇）

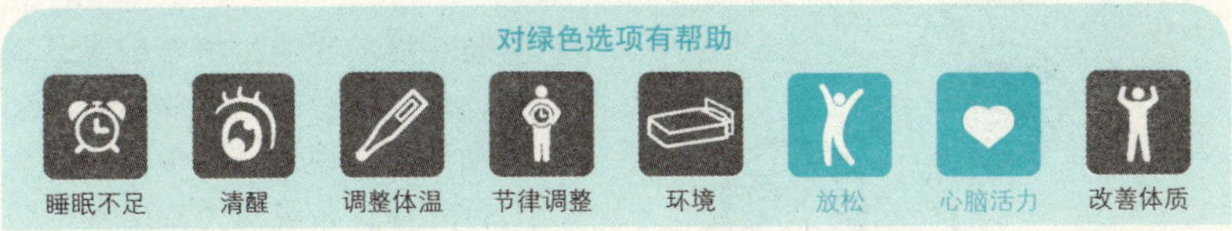

现今，欧美的职员都在关注“冥想”。**冥想能够解除疲劳，提高集中力和想象力。**谷歌和英特尔公司开始使用这种方法。世界上有很多种冥想的方法。有意识地控制呼吸，是冥想的第一步。因为躺着进行冥想呼吸，很快就能睡着了。

无论谁都可以做到，一定要尝试一下。

基本的冥想方法

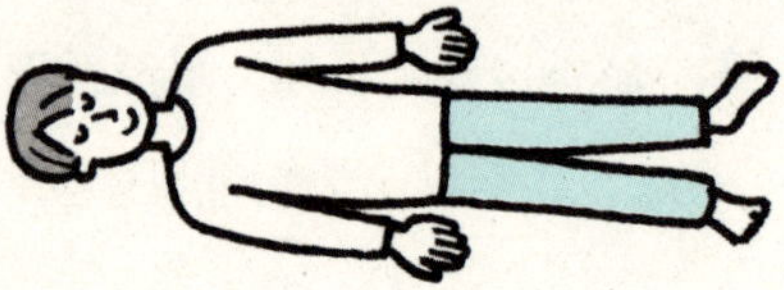

❶ 仰面躺在床上，两腿打开与肩等宽。手掌朝上，稍稍离开腰侧。

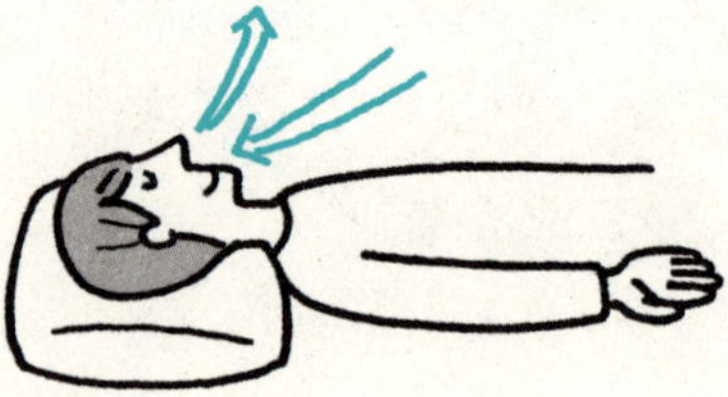

❷ 将注意力集中在眉心，静静地、缓缓地深呼吸。呼气时集中注意力，吸气时保持自然状态。

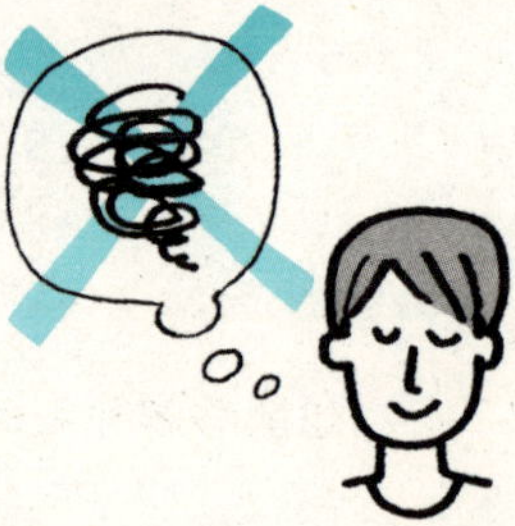

❸ 随着缓慢的呼吸，将意识逐渐集中，只想着呼吸这一件事情。如果脑海里浮现出其他事情，要努力排除掉，将注意力集中到呼吸上。保持心灵平静，就这样进入睡眠。

2.4.10 睡前冥想（宇宙篇）

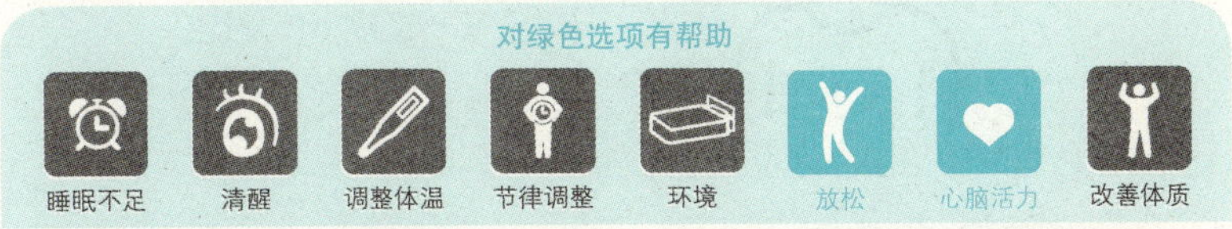

想要短时间内消除疲劳，推荐尝试和宇宙融为一体的冥想法。

所谓冥想法，就是把自己是宇宙一部分的小我意识，转变为自己就是宇宙的大我意识。**让宇宙的能量充满自己的身体。**

这种冥想法，要合着音乐的节律，以语言为向导。已经发售的由三桥美穗编辑、解说的CD《快眠冥想》中，就有这种冥想法的相关曲目。这张CD中，第一首曲子是冥想引导，第二首曲子是午睡的音乐，第三首曲子就是宇宙冥想。据说，曾有平时失眠的人，在专题研讨会进行过程中听着CD睡着了。因此，请一定要适时地使用这种方法。

感受宇宙的冥想方法

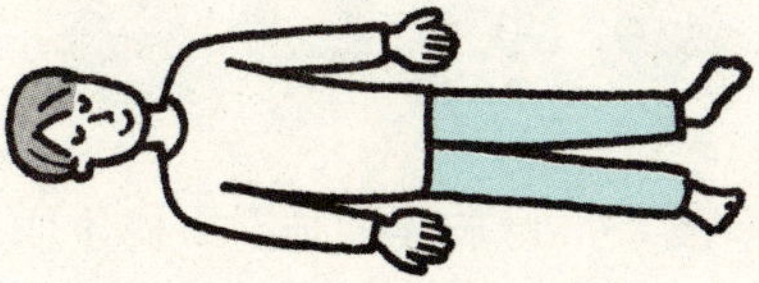

❶ 仰面躺在床上，两腿打开与肩等宽。手掌朝上，稍稍离开腰侧。

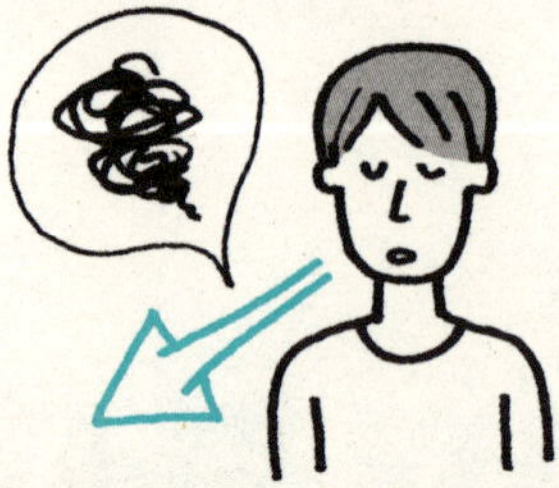

❷ 将注意力集中在眉心，静静地、缓缓地深呼吸。随着缓慢的呼吸，将脑海中浮现的思绪，随着呼气一起排出体外。

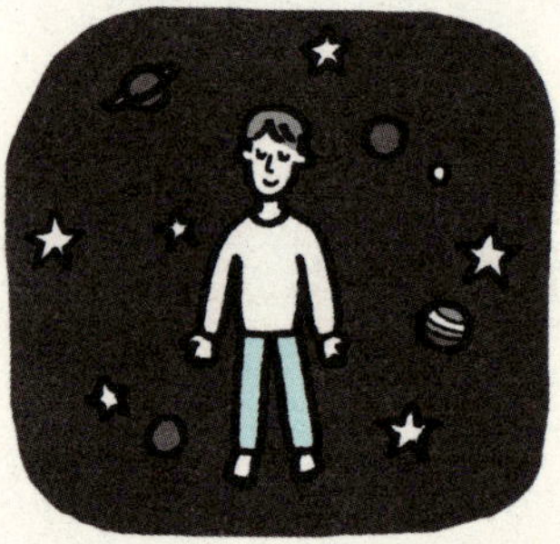

❸ 当头脑清静下来，想象闪烁的纯白色光芒照耀全身，想象光芒照射到整个房间、街道、世界、宇宙。感觉自己和宇宙融为一体了，就这样进入睡眠。

2.5 不规律的生活和睡眠

2.5.1 不规律生活的“锚栓睡眠”

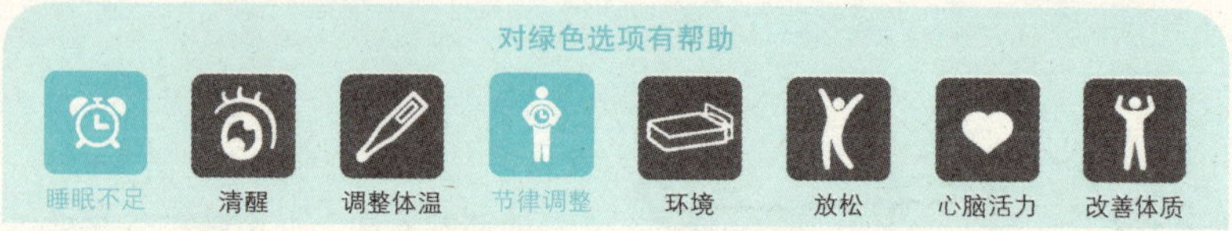

“昨天凌晨2点才上床，平时都要23点以后才能睡。”由于职业的缘故，许多人无法保证有规律性的睡眠。

生活长期不规律，睡眠时长和入睡时间每天都不一样，导致生

物钟变得混乱起来。把这种负面影响控制到最小的方法，就是“锚栓睡眠”。“锚栓”有“抛锚”的意思，即在固定的时间睡满必要睡眠时长的一半，生物钟的节律就不会被打乱。

例如，自己最适宜的睡眠时长是7个小时，一半时长就是3个半小时。这3个半小时必须在每天固定的时间内睡足，剩下3个半小时想睡时就睡。另外，固定的睡眠时间**必须在24点到凌晨4点之间的核心时段内。这个时段入睡，可以保证身体机能受到的影响最小。**

早中晚的吃饭时间也要固定，即“锚栓进餐”，和锚栓睡眠一起实施，效果更好。忙碌的日子，就靠锚栓睡眠和锚栓进餐熬过去了。但是，锚栓睡眠依然是一种增加身体负担的睡眠方式，最长时限是2周。请尽量延长在核心时段的睡眠时间。

锚栓睡眠和锚栓进餐示例

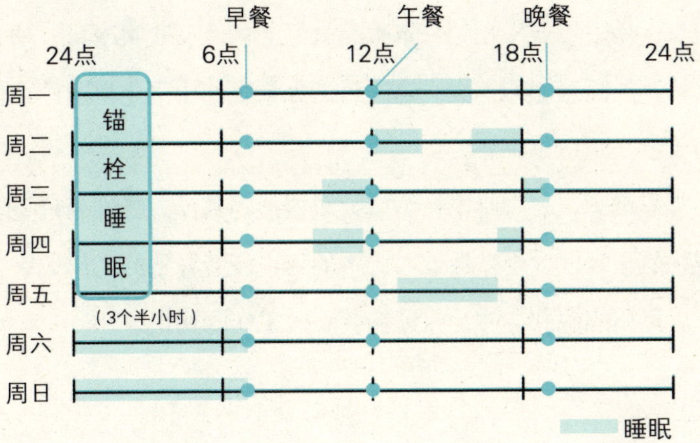

2.5.2 “今日通宵”的应对方法

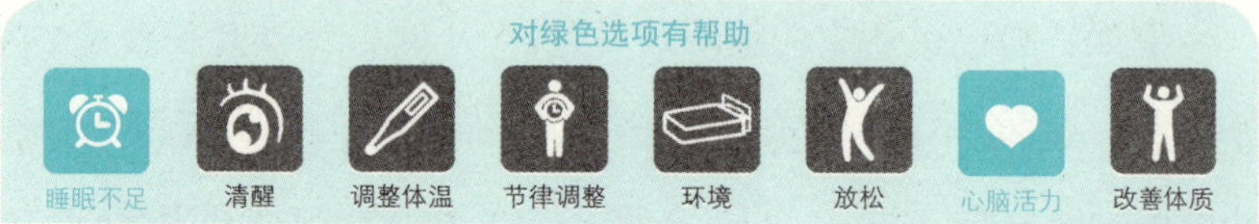

无论如何要在明天早上做完这件事情。**一旦需要通宵工作时，就开始犯困，这是大脑给出的疲倦信号。**而睡眠的第一目的，就是为了让大脑休息。

越是不眠不休地工作，效率就越低下。即使通宵不睡，努力工作，起床17个小时后，大脑已处于血液酒精浓度0.05%时的状态。如果早上6点起床，23点时大脑已经近似微醺的状态，跟喝了1杯白酒差不多。**夜里，如果困意来袭，就先睡上90分钟吧。**

在舒适的环境中入睡，会更不想起床。躺在沙发或床上时，开着灯，用眼罩或手帕挡一下眼睛就好。假寐后吹吹冷风，伸个懒腰，残存的睡意随即消失。这之后，如果工作中又觉得困倦，就坐在椅子上小睡15分钟。

强忍睡意，靠咖啡维持清醒，只能适得其反。咖啡因只能阻断睡眠物质在睡眠中枢发挥效力，不能阻止疲劳导致的工作效率持续下降。优质的假寐，才是保证彻夜高效工作的秘诀。

通宵工作时的假寐法

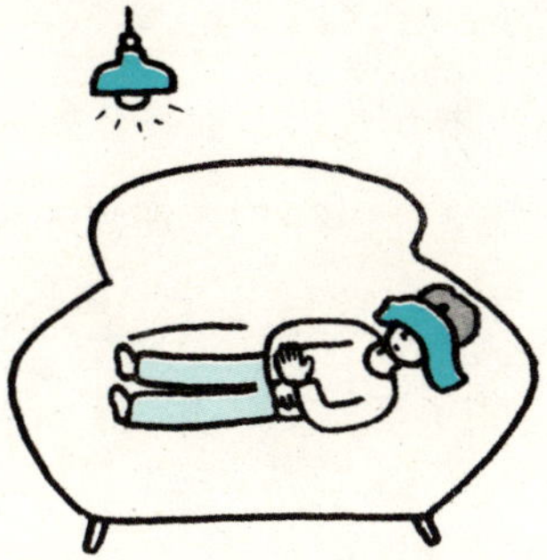

当睡意袭来，睡上90分钟。

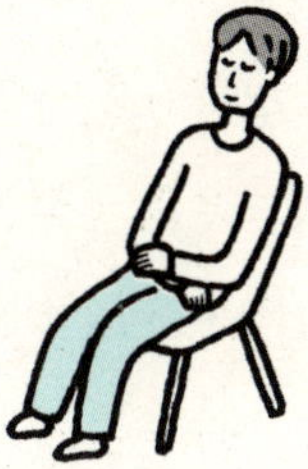

如果又困倦了，再小睡15分钟。

2.5.3 海外旅行倒时差的方法

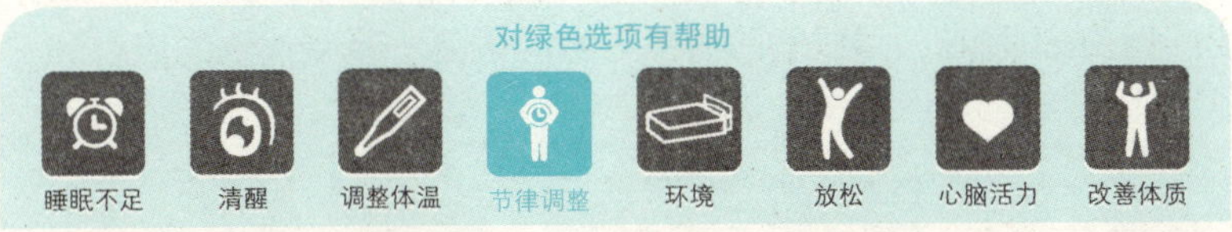

海外旅行中，如果不用倒时差，也不犯困，从第一天开始就充分享受旅行的快乐，那就好了。很多人都曾经这样感慨吧。**不因时差而犯困，秘诀在于进食、光照和飞机上的睡眠方法。**

哈佛大学的研究表明，16小时内不吃任何东西，然后摄入早餐，能一下子解决因时差而犯困的问题。早饭前的空腹时间延长到一定程度，可以重置人体的生物钟（参照第113页）。

例如，11点从东京出发，到达伦敦是当地时间15点多，在飞机上需要度过12个小时。如果第二天8点用早餐，那么从前一天16点以后就不要进食了。也就是说，着陆后立即吃晚饭，一直到第二天早餐前不要吃任何东西，这样就可以消除时差影响了。

如果受不了饿肚子的话，那就尽量不要在飞机上睡觉。如果想睡觉，也要在航行的前半程，时间控制在1～2小时内。**在到达地的夜晚到来之前，努力积攒睡意**很重要。到达宾馆后，吃一点儿晚饭，然后慢跑或散步，让身体活动起来。到了第二天早上，沐浴在阳光中时，时差也就调整过来了。

到纽约旅行的话，上午就能到达，配合当地时间，在飞机上可以好好睡一觉。把靠垫塞在头和腰之间的缝隙里，会睡得更舒服；还有眼罩，也是旅途必备好伙伴。到达目的地后，不要过度活动，早点儿吃晚饭，一觉睡到第二天早上，空腹吃早饭。这样就能够沐浴到上午的阳光，尽快解除时差导致的困倦，享受愉快的旅行。

2.6 身体不舒服的时候

2.6.1 治疗打鼾的转舌体操

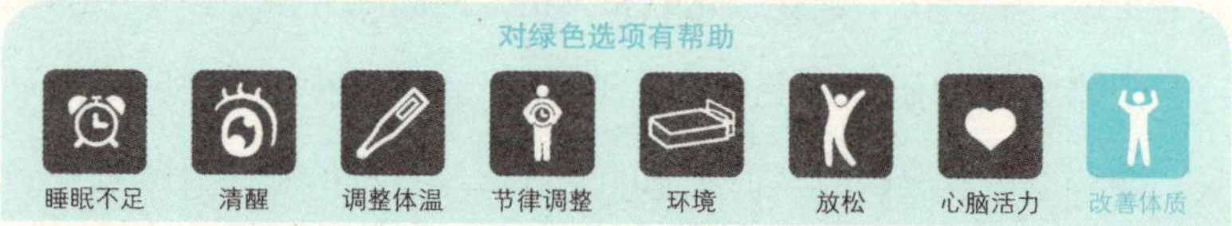

针对50岁左右、近来开始打鼾的女性，介绍一种**“转舌体操”，用于锻炼舌头的肌肉。**打鼾时，体内氧气摄取不足，会导致

浅眠。不要觉得“只是打呼噜而已”，就放松警惕，要积极应对。

保持轻轻闭着嘴的状态，用舌尖顶住口腔内侧，慢慢地画圈。左转2次、右转2次为一组，早中晚至少各做3组。或许很快就会感到疲劳，可以慢慢增加组数。

女性孕激素减退后，肌肉失去弹性，气道变得狭窄。即使不太胖，却有双下巴了，这些都是肌肉失去弹性造成的。**转舌体操可以拉紧面部肌肉，最快者做3天就有感觉。**

只是简单地转动舌头，就可以**减轻打鼾、双下巴、法令纹和面部变形**，改善牙齿咬合和头痛。转舌体操还能促进唾液分泌，预防口臭、牙周疾病等各种疾病。习惯了转舌之后，可以同时配合转动眼球，消除眼周肌肉紧张，预防眼疲劳和干眼症。

转舌体操

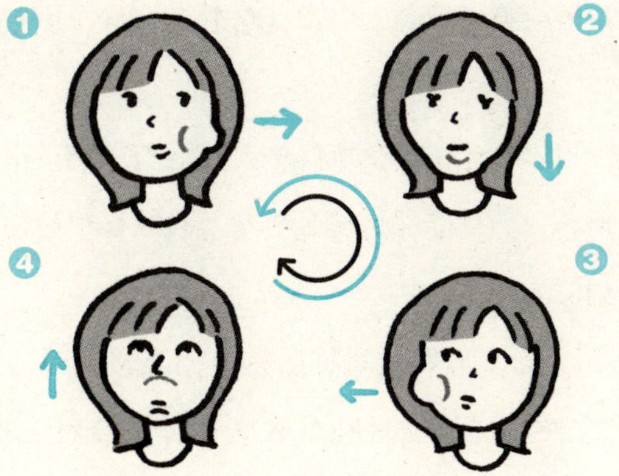

2.6.2 打鼾严重时，采用孕妇睡姿

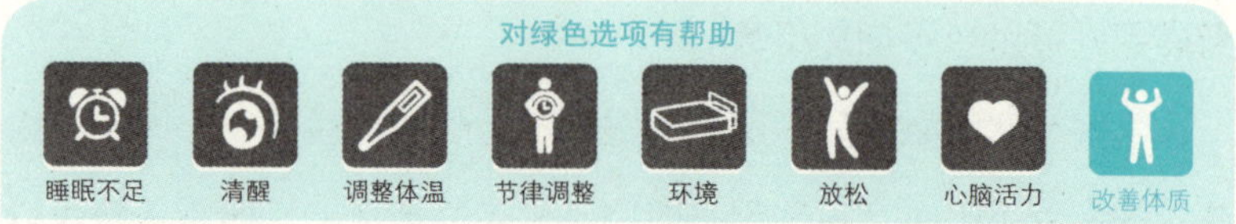

要想减轻打鼾，可以试着采用侧躺、脸略微朝下的睡姿。有点儿胖的人，建议采取这种孕妇睡姿，即孕妇在妊娠后期常用的“西姆斯睡姿”。侧躺，脸略微朝下，下面的手臂放在背后，上面的手臂微微曲起搁在胸前，上面的腿曲起。可以使用靠垫稳定睡姿。

打鼾是因气道狭窄而引起的。**仰卧入睡，舌头因为重力原因，下垂到喉咙深处，导致气道变窄，就容易打鼾。**此外，饮酒后因为肌肉松弛，打鼾会格外严重。打鼾比较轻的时候，调整一下枕头高度就能好转。

“背枕”可以帮忙维持侧卧睡姿。在后背上绑一个枕头，就不容易仰卧入睡，自然只能保持侧卧姿势。长筒袜里放一个网球，缠在腰上，有相似的效果。

夜间打鼾严重，睡眠时间虽然充足，但起床后、白天还是困倦得厉害。这种情况可能是睡眠呼吸暂停综合征，要尽快去医院就诊。

西姆斯睡姿

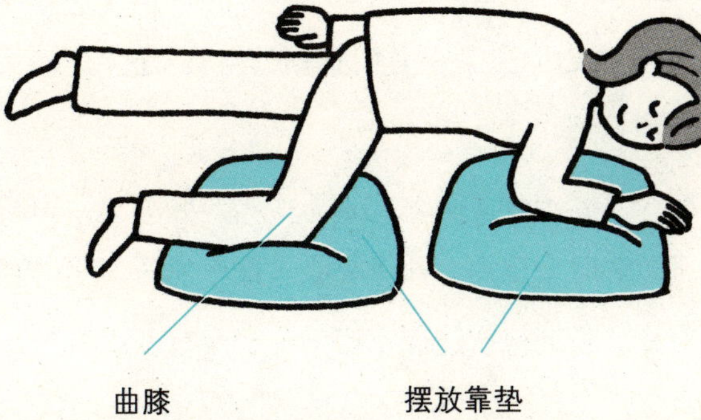

2.6.3 抽筋时，使用长筒袜

睡觉时，小腿肚突然痉挛疼痛，也就是俗称的“抽筋”。这种疼痛是难以忍受的。**造成抽筋的主要原因有肌肉疲劳、水分不足、着凉等。**

因为运动后肌肉疲劳而抽筋，可以在泡澡时充分按摩小腿肚。冬天抽筋，通常因为着凉，这容易理解；夏天抽筋，也是由于着凉，因此，建议穿上长筒袜加以预防。

夏天穿短裤和半裤睡觉的人很多，用毛巾被盖住腹部，腿露在外面。**黎明时，气温和体温下降，小腿受凉，就容易引起抽筋。**夏天睡觉出汗很多，会出现水分严重不足的情况。

夏天，我睡觉时穿的是纯棉杨柳布的睡裤和七分袖睡衣。穿半袖比盖住手肘感觉更舒适。尽可能选择长睡裤。想穿短裤又不会腿冷，就穿上长筒袜吧。

有人喜欢冬天穿着袜子睡觉，为了不妨碍脚散热，长筒袜会更合适一些。脚散热时会出汗，袜子吸收了脚上的汗，变得潮湿，反而会令腿部更冷。长筒袜要选择宽松一些、没有压迫感的。

2.6.4 抬高腿，消除浮肿

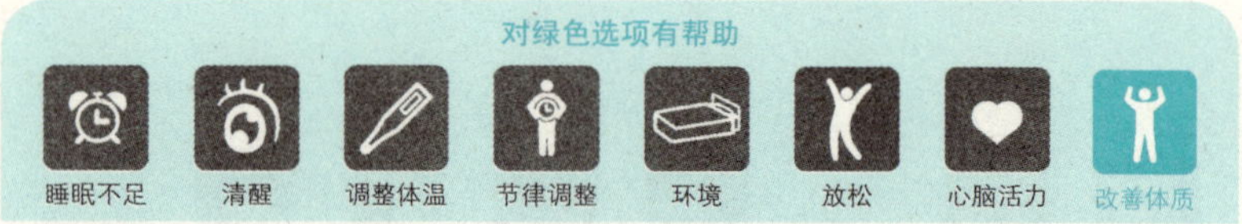

傍晚时分，腿总会肿胀起来。到了晚上，浮肿也不消退，让人无法入睡。长时间站立工作和伏案工作的人，很多都有这种烦恼。

浮肿是由于血液回心受阻造成的。心脏通过动脉将血液输送到全身，又通过静脉将全身的血液回收起来，这一机能减退，就会出现浮肿。特别是女性和老年人，**因为肌肉量较少，帮助静脉回血的力量减弱，更容易浮肿。**随着年龄增长，防止血液逆流的静脉瓣的机能随之下降，也会加重浮肿。

消除浮肿的办法：抬高腿入睡。把靠垫放在小腿下，仰躺15分钟左右，浮肿减轻后，拿开靠垫。

浮肿很难消退时，建议穿上睡觉用加压短袜。这种袜子可以帮助静脉血液回流，脚踝部压力强，向膝盖方向，压力阶梯性递减。睡觉用加压短袜的脚尖部位是开放的，不妨碍散热。

另一个可以考虑的是，能把腿和后背自动抬起的电动床。它对多种身体不适都有改善作用。小腿浮肿，可以把脚部抬高。腰痛，可以把膝盖曲起，抬高后背。哮喘、反流性食管炎、打鼾，抬高后背，就可以舒服一些。通常觉得电动床是用来照顾病人的，其实躺在上面读书、看电视，也很惬意。如果有换床计划，请把电动床列入候补选项吧。

2.6.5 翘臀导致的腰痛，用1条毛巾解决

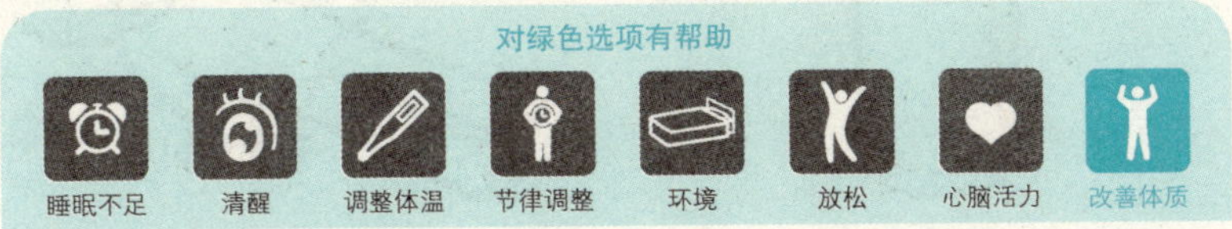

翘臀是很多女性憧憬的体型。但是，翘臀的人睡觉时就比较辛苦了，会因为腰部和床之间的缝隙太大导致腰痛。臀部比背部突出的“翘臀”体型引起腰痛的男性也有很多。

有这种烦恼的人，**只需要一条毛巾，将腰间的缝隙填塞起来，就可以安然入睡了。**将毛巾沿长边折3折，为了保证翻身时毛巾也能垫在腰间，要和身体垂直放置。然后，根据腰间的缝隙调整毛巾

的厚度。

因为床垫太硬导致腰部不舒服的人，一定要试一试这个方法。很多人这样做以后，腰部不适感缓解很多。使用薄毛巾，调整高度，直到腰部被填塞的有种若有若无的感觉。

此外，**在膝盖下面垫个靠垫，也能减轻腰痛。**这样可以让腰部在床垫上伸展开。

腰痛时，还可以试试不同的睡姿，比如侧躺等，直到找到一个不会痛的姿势。

翘臀导致的腰痛，铺条毛巾来解决

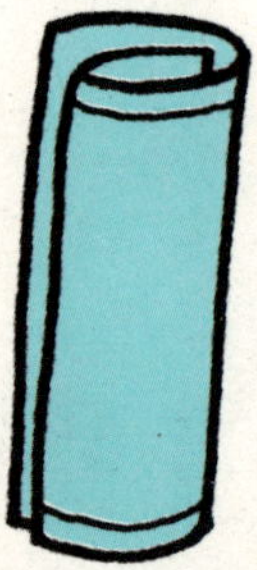

❶ 薄毛巾沿长边折3折。

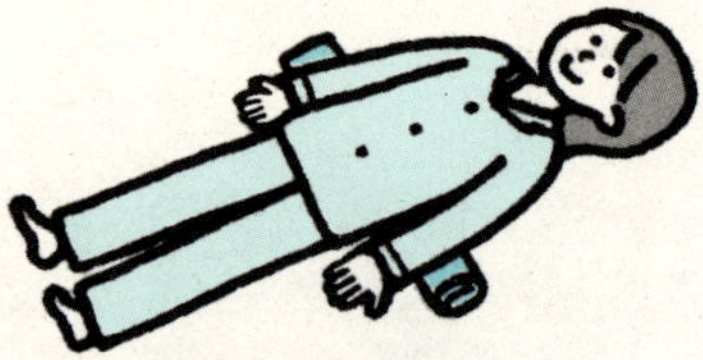

❷ 放在腰间，躺好，用毛巾填满腰间的缝隙。

第3章

布置舒适的睡眠环境

人三分之一的时间在睡眠中度过。不管怎样，都要怀着愉快的心情入睡。本章向您介绍怎样布置舒适的睡眠环境。

3.1 换件衣服，快速入睡

3.1.1 换上睡衣，解除疲劳

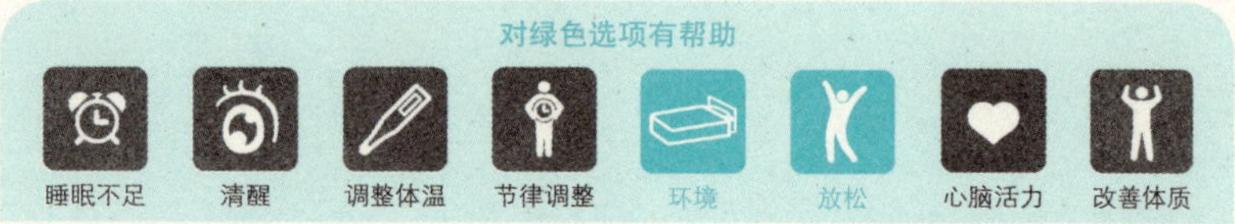

游泳要穿泳装，长跑要穿跑步服。**最适合睡觉时穿的，当然不是家居服，而是睡衣。**建议穿着棉布、蚕丝、有机棉、光滑的针织品、双层纱等柔软面料的睡衣。夏天选择不粘身的纯棉杨柳布、足球服面料、双层纱布等，都很舒适。

一到家，就想把手表和皮带解开。**睡觉时，同样需要减少束缚，尽量放松。**新买的睡裤，裤腰哪怕有一点儿勒，也要换一根松紧带。建议选用细软的松紧带，调整到裤腰不会掉下去就好。

我过去也曾穿着家居服睡觉。但是，穿着睡衣入睡，第二天感到浑身轻松。家居服和床垫的摩擦力大，翻身时床单会跟着一起移动，因此要用更多的力气翻身。**换成睡衣，翻身时床单就不会跟着一起动了。**冬天穿的家居服比较厚重，不但摩擦力大，还不吸汗，无法调节体温。更不能穿着带帽子的家居服睡觉。为了达到消除疲劳的效果，睡觉时请穿着睡衣。

睡衣选择要点

☐ **无束缚。**

☐ **吸汗好。**

☐ **触感好。**

☐ **宽松，活动时不会有紧绷感。**

☐ **翻身顺畅。**

3.1.2 在蚕丝的温柔包裹中入睡

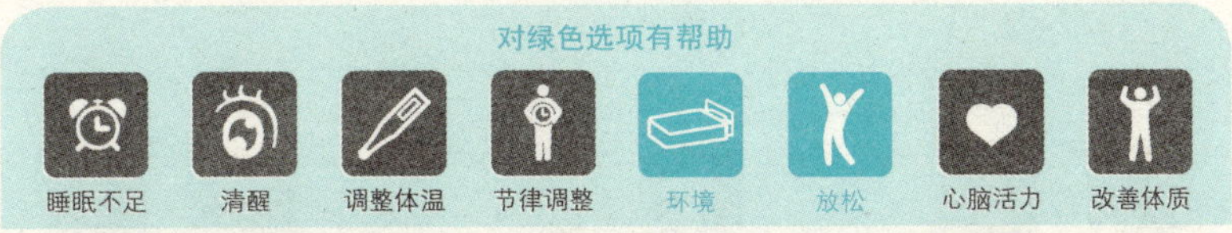

用蚕丝面料做的睡衣，**触感柔软，最适合睡眠时穿着。**

入睡后，为了降低体温，出汗量会增多。人每晚睡眠时的出汗量有1杯左右。要想睡得舒服，**直接接触肌肤的睡衣、床单、被罩、枕套等，吸水性和排水性都要好。**

蚕丝的吸水性是棉布的1.5倍，排水性也很好，所以蚕丝面料不粘皮肤，无论做成什么，感觉都很清爽。从热带的印度，到寒冷的西伯利亚，仅仅几毫米厚的蚕茧守护着其中的蚕。这是蚕丝特有的天然空调效果。它具有冬暖夏凉的特性，连睡眠中0.5～1℃的体温变化都能温柔地呵护到。

蚕丝很轻。穿着蚕丝睡衣，在睡梦中翻身也很便捷。蚕丝含有丝胶，这种蛋白质和人体肌肤的成分相近，与皮肤贴合度好，触感绝佳。这些令人愉悦的优点，**能够促进副交感神经兴奋。副交感神经兴奋，能够令人放松，自然容易入睡。**

我对蚕丝很着迷，买了蚕丝毯子、睡衣、围腰带、长筒袜、口罩等，全都很喜欢。出差也要带上蚕丝睡衣、围腰带和口罩。

让我们在蚕丝的温柔包裹中入睡吧。

3.1.3 常用围腰带，肚子不着凉

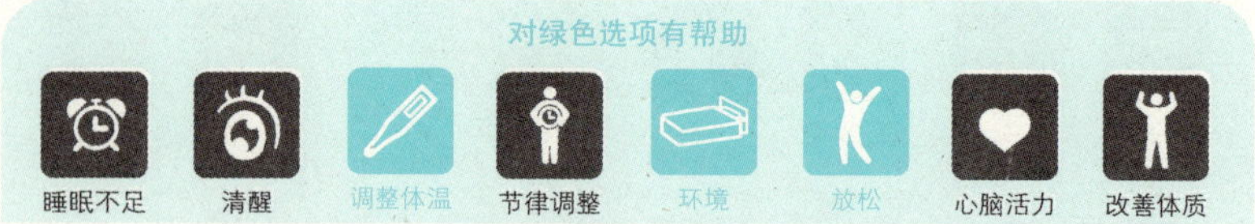

睡一觉也无法消除疲劳，早上不想起床，半夜上几次厕所……这些可能都是受凉引起的。**肚子和大腿上放上热水袋，就感觉舒服，这是受凉的表现。**耳朵发硬，也是受凉的信号。

女性的胸罩和紧身短裤不要选太过束身的。束缚太紧，血液循环会变差，手脚会冰凉。**手脚一直冰凉，身体内部的温度就降不下去，无法进入深度睡眠。**为了使副交感神经兴奋、身体放松，保证腹部和手脚暖和很重要。

感到冷的人，无论何时都应该**穿上围腰带**。护腰三分裤能保暖大腿。应该选择柔软的、伸展性好的、感觉不勒的。

我代言的蚕丝快眠产品（Nelne）套装，可以自由搭配，穿着舒适、可心。

寒冷季节可以快速入睡的产品

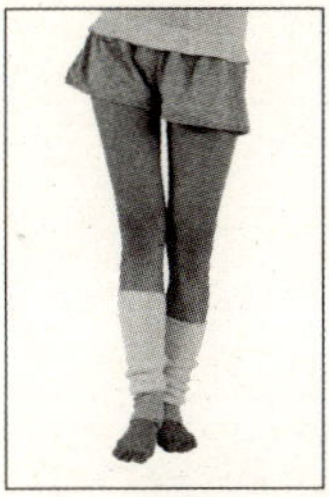

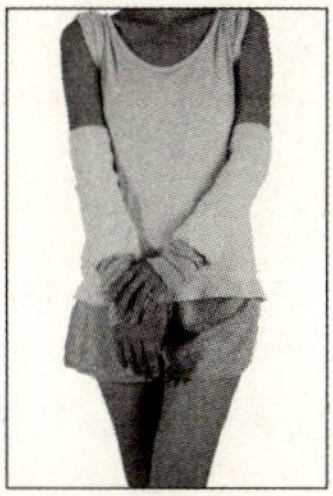

Nelne腿套和臂套。可以折成双层，也可以伸开单层使用。给怕冷的手脚以温暖的呵护。

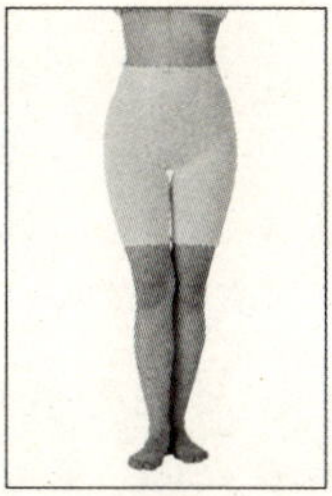

Nelne护腰三分裤，翻身不会滑动，长护腰设计，完美包裹腹部。

3.1.4 不穿内裤，只穿围腰带，一觉到天亮

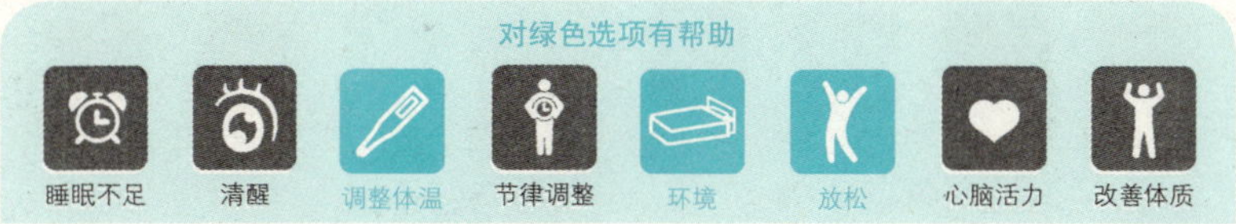

您知道最近流行的“兜裆布”吗？

“兜裆布”不用松紧带，裆部不缝死，对腿冷、浮肿、月经不调很有好处。不仅女性喜欢，很多担心运动时短裤闷热的男性也很喜欢。

事实上，我是个非常喜欢自由的无内裤派。但是为了肚子不着凉，睡衣里只穿围腰带。不穿短裤，只穿围腰带，现在日本大

为盛行。

调查实验发现，重复穿下装，会对身体造成压迫，影响睡眠。穿上睡衣、睡裤、胸罩、紧身内裤入睡，比只穿睡衣和短裤入睡，体温下降慢，身体运动增加，睡眠质量低下。可见，**减少束缚，对睡眠十分重要。**不穿胸罩就睡不安稳的人，可以尝试换成夜用宽松型胸罩。

现在，我最喜欢的睡眠着装是睡衣搭配护腰三分裤，几乎没有束缚感。尽量去除睡眠中的束缚，睡眠质量就能提高。

3.2 更换卧具，快速入睡

3.2.1 适合身体的枕头比较低

到现在为止，我给1万多人提过建议，选择一个适合自己身体的枕头。根据以往的经验，**几乎所有人用的枕头都过高。**真正适合身体的枕头，比您想象的要低。请记住这一点。

这里列举枕头不合适的5个诊断要点。

“每天早上起来，脖子或肩膀酸痛”……Ⓐ

“睡到一半，推开了枕头”……Ⓑ

"仰卧躺下，脖子会起皱"……Ⓒ

"只喜欢侧卧入睡"……Ⓓ

"需要用手调整枕头"……Ⓔ

Ⓐ → 枕头高了、低了，不适合脖颈的曲线，使脖子或肩膀酸痛。

Ⓑ → 枕头不合适，枕着难受，所以推开了。

Ⓒ → 枕头太高。合适的枕头能让脖子自然伸展。

Ⓓ → 枕头太高。仰卧不舒服。

Ⓔ → 枕头太低。

枕头可以维持身体和站立时相同的自然姿态，最重要的作用是填满床垫和后脑勺之间的空隙。体型和睡姿不同，枕头的高度也应该不同。下文总结了选择合适枕头的要点，换新枕头时可以参考。去商店咨询的时候，最好穿露出脖子的无领服装。关于床垫的硬度，也应该听从建议，去商店购买。

枕头选择要点

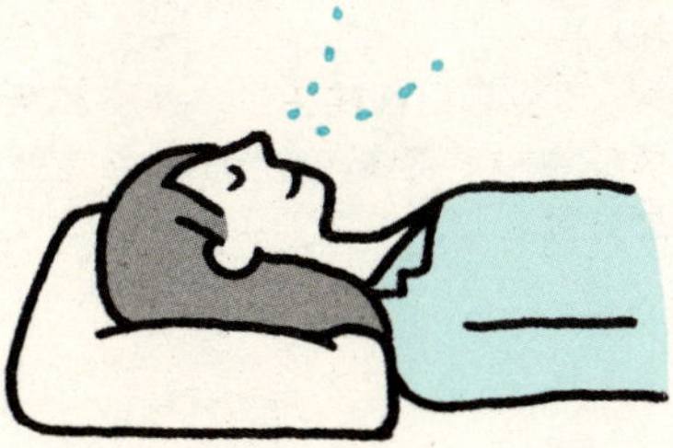

❶ 仰卧时能否舒畅呼吸，脖子会不会起皱。

鉴别枕头的高度和形状是否合适，不仅要看整体高度，还要看是否适合脖子到后脑勺的形状。

选择没有压迫感的、能够完美容纳头部的枕头。

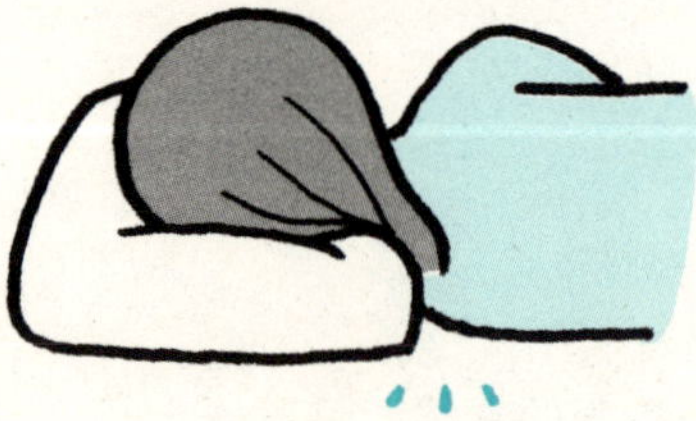

❷ 侧卧时肩部是否有压迫感。

先仰卧在枕头的中间，然后向枕头两边翻身侧卧，检查这样睡是否舒服。

选择中间低两边高的枕头，肩部没有压迫感。

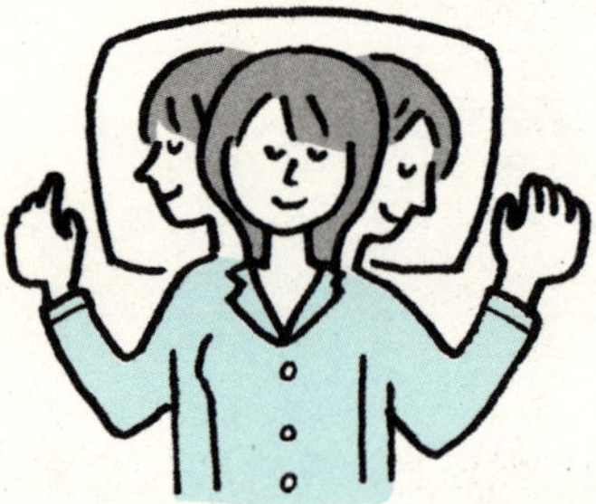

❸ 是否容易翻身。

人每晚睡眠会翻身20次左右。翻身是否顺畅，是选择枕头的要点。

枕头两边高和侧卧是否舒服，需要重点斟酌。一般把头部抬高2～3厘米比较合适。

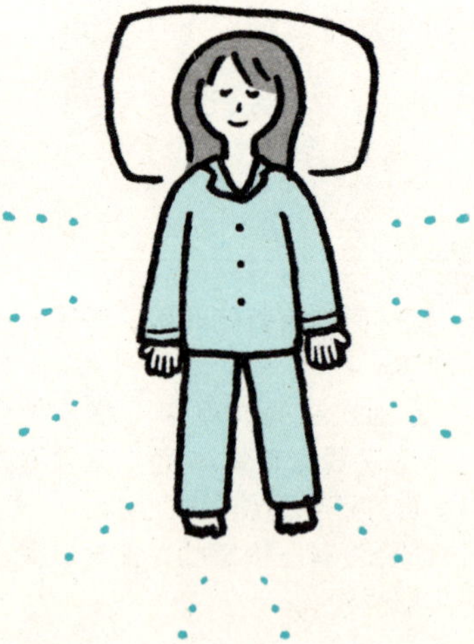

❹ 能否让全身放松，心情愉悦。

枕头的高度、形状适合自己的体型，材质是自己喜欢的触感，那么，躺下后才会全身放松，心情愉悦。

几乎忘记枕枕头了，感觉和身体成为一个整体，这样的枕头就是最好的。

3.2.2 美丽的脖颈，枕头来守护

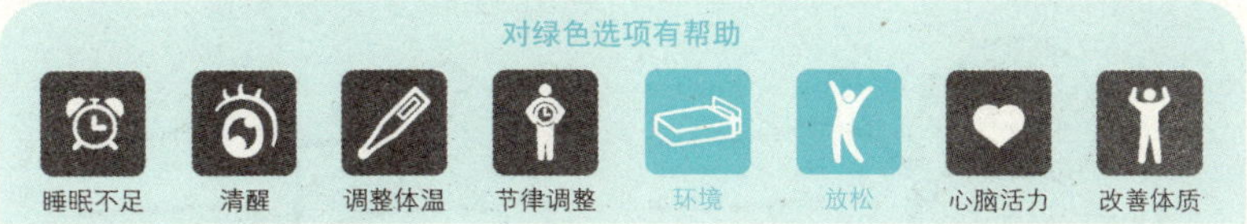

不少人抱怨“脖子上有皱纹了，好难看啊”。那些**脖子上有皱纹的人，通常因为使用了过高的枕头。**不过，因为在意皱纹而不用枕头，也是错误的。

能保护美丽脖颈的枕头，一定是适合身体的。务必选择仰躺时脖颈自然伸展、**身体各处不会用力、可以完全放松**的枕头。枕头的两边要高一些，侧卧时脖子和脊柱保持一条直线，这样的枕头是最理想的。**枕头过高，不但脖子会长皱纹，还会导致肩膀酸痛、打鼾、双下巴、法令纹。**因为枕头过高，睡觉时下颌处于收紧的状态，容易咬牙，咬肌一直用力，法令纹就越来越深了。

不枕枕头，侧卧时脖子会扭着，慢慢会出现颈部皱纹。不枕枕头，头比心脏低，容易出现面部水肿。脸朝下睡，脖子也会扭着，也是容易出现颈部皱纹的姿势。**使用适合身体的枕头，就能保持脖颈美丽**，保持呼吸顺畅，容易消除疲劳，连肩膀酸痛、脖颈酸痛等情况，也可以得到改善。保护健康，好处多多。

不合适的枕头和合适的枕头

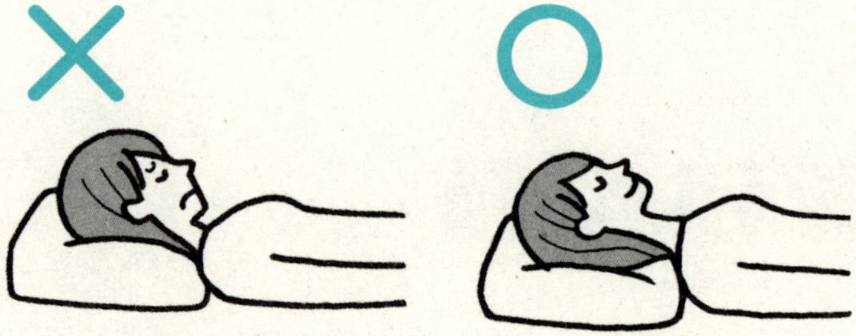

不合适的枕头　　　　合适的枕头

3.2.3 超简单的浴巾枕头制作法

可以用浴巾制作一个适合自己的枕头。下面介绍一下我在旅行时自制的浴巾枕头。根据浴巾的尺寸和厚度，用3条或4条都可以。

这种浴巾枕头的作用有点儿像西服的试用装。我们知道，**适合自己身体的枕头，通常比想象的要低。**体验适合自己的枕头，有助于到商店选择时更好地判断，因此，一定要先试试看。

浴巾枕头制作法

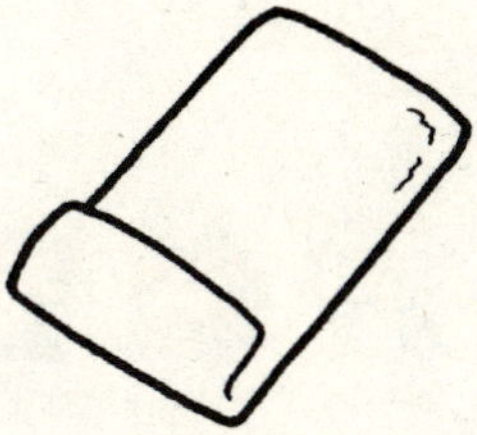

❶ 一条浴巾折4折，在靠近自己（脖子）的一边折起10厘米。

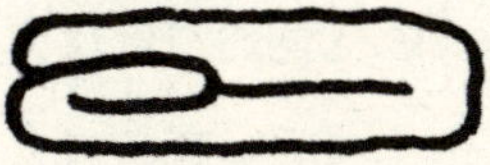

❷ 对半折，把已折叠的10厘米部分折入内侧。

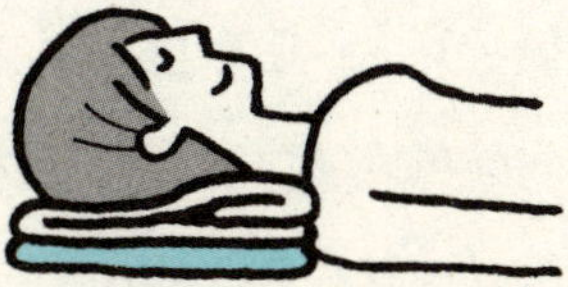

❸ 如果太低，再折一条浴巾，平放在下面。

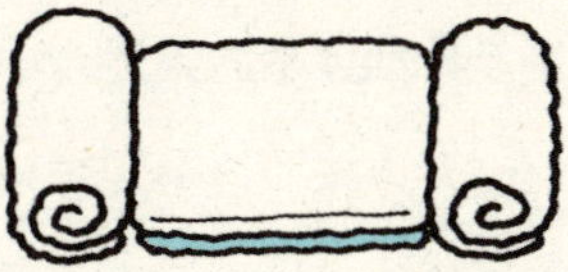

❹ 将两条浴巾卷成筒状，放在左右两边，要比中间高一些，可以侧卧时用。

3.2.4 床垫选择要点

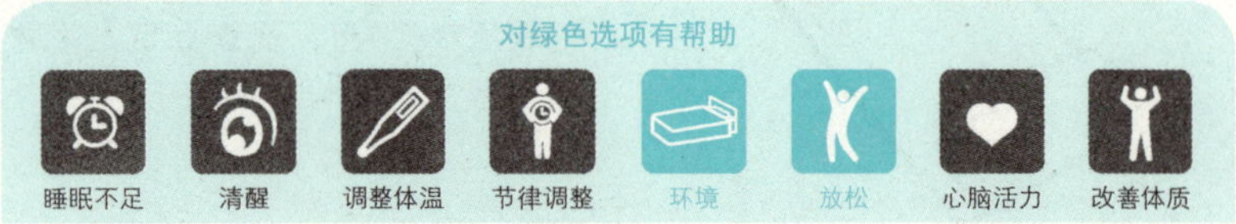

和枕头一样，支撑身体的床垫是卧具中最重要的部分。从外表看，床垫很难一眼看出差别，选择时要记住以下要点：

慢慢沉下去，慢慢弹回来，分散体压性能优良的**“低反弹”床垫，适合睡眠中动作少的人，以及睡眠3~4小时的短睡眠者。**这部分人睡眠前半段就睡得很沉，几乎不怎么动。

“高反弹”床垫有多种硬度，**硬质床垫适合肌肉型的人和运动员。**如果仰卧时腰会弓起来，脚尖向外侧打开，说明床垫太硬了。因为屁股被抬高了，骨盆打开，腿就会向外侧旋转。适合枕低枕头的人，睡硬床垫会觉得肩膀有压迫感，可以选软一点儿的。建议尝试触感柔软、反弹力适中的“中反弹”床垫。选择床垫，要兼顾“体压分散性”和“翻身容易度”。

一般来说，**体型瘦长的人适合软床垫，标准体型的人适合中度床垫，体格健壮的人适合硬床垫。**但是，也有人按照这个规律挑选的床垫，睡起来很不舒服。也有适合硬床垫的瘦长体型的人，适合软床垫的标准体型的人，适合反弹力适中的健壮体型的人。到商店试床垫的时候，一定要连枕头一起试，做到最佳搭配。

床垫选择要点

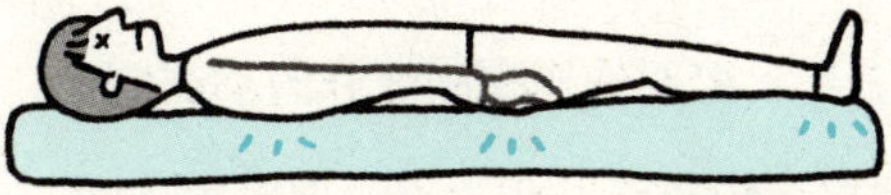

床垫过硬

后背、屁股、脚后跟有压迫感，很难消除疲劳。

床垫过软

屁股下沉陷入床垫里，给身体造成负担，翻身困难。

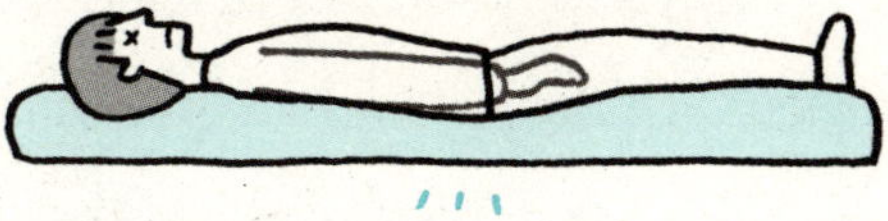

3.2.5 选择羽绒被

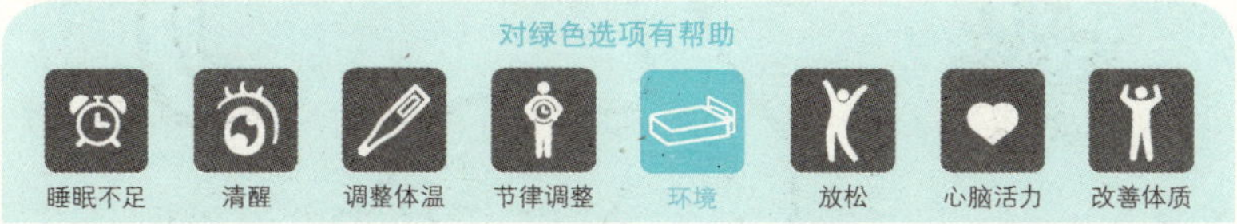

首先介绍一下羽绒被和羽毛被的区别。

被子使用的鹅毛或鸭毛有两种。**一种是像蒲公英的细毛一样柔软的“羽绒”，一种是有羽杆的较硬的“羽毛”。**羽绒使用量在50%以上，叫作“羽绒制品”；羽绒使用量不足50%，叫作“羽毛制品”。

羽毛不够蓬松，不适合做被子。“褥子、被子、枕头，一套500元！”那种超便宜的卧具，毫无疑问是羽毛做的。那种便宜货，无论枕头还是被子都硬邦邦的，有的还混杂了鸡的羽毛。

建议选用羽绒量在90%以上的羽绒被。顺便说一句，甄选羽绒的过程中多少会混进去一些羽毛，所以不存在100%的羽绒被。

还很重要的一点是蓬松度。蓬松度指的是每30克（1盎司）羽绒所占体积（立方英寸）的数值。**一定要选择膨胀充分的羽绒制品。**蓬松度值越大，品质越高。最好选择蓬松度在400以上的羽绒制品。

羽绒被内的填充物无法看到，为避免买到残次品，一定要仔细确认。优质的羽绒，外面包裹的布料一定薄而光滑，触感柔软舒服。年迈者体力下降，请使用轻软的羽绒被。

因为长时间使用，一定要买到满意的羽绒被。

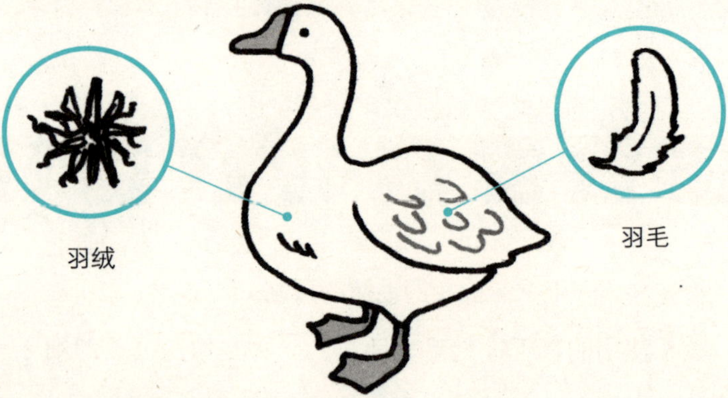

购买羽绒被时，需要确认的事项

☐ 用手按压，手拿开后能不能恢复蓬松时的状态。

☐ 闻一闻有没有令人讨厌的动物臭味。

☐ 缝合针脚是不是细密，羽绒会不会冒出来。

☐ 轻轻拍打，有没有灰尘。

☐ 羽绒的填充量是不是在1.0～1.2千克（单人被），是否蓬松。

保养要点

- 在10～15点之间晾晒。
- 选择通风好的背阴处晾晒。
- 单面晾晒不超过1小时。
- 每月晾晒1～2次。
- 不要用力敲，要轻轻拍打。

过高的温度会加速羽绒老化。使用被褥干燥机时，要注意这一点。

3.3 卧具的维护

3.3.1 延长卧具寿命的秘诀

卧具是无法终生使用的。特别是支撑全身重量的床垫和承载头部重量的枕头，它们的寿命比您想象的要短。**床垫的正常寿命是7～10年，褥子3～5年，枕头1～5年。**

延长卧具使用寿命的秘诀，就是保持干燥。洗碗用的海绵，开始是硬的，吸饱了水就变软了。卧具也一样，吸收了过多的水汽，就没有弹性了。

褥子最容易留存水汽的部位，是**身体仰卧时的后背处。**每周晾晒一次，用被褥干燥机烘干，起床后用电风扇吹15分钟，都是保持卧具干燥的好办法。

留存了汗和皮脂的枕套容易滋生细菌，最好每3天换一次，床单和被罩1～2周更换一次。仔细维护卧具，可以用得更久。

另外，不要长时间使用同样材质的床单被褥，除非卧室像宾馆一样有恒温空调。夏天室温高，冬天室温低。相应的，夏天使用麻制品，冬天使用羊毛制品，更为舒适。

3.3.2 修复老化卧具的毛巾修整法

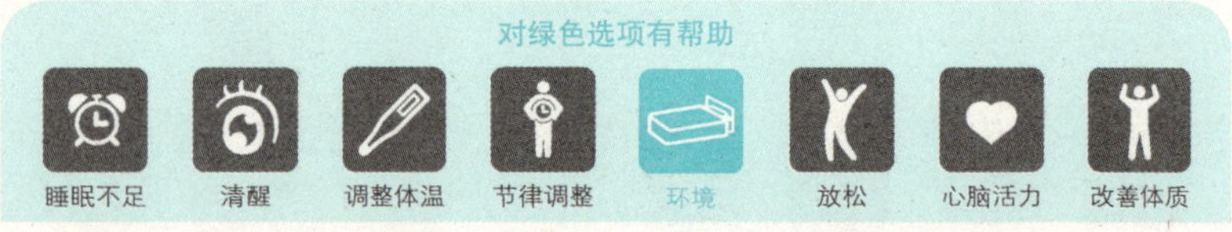

“最近，早上起床时老是感觉腰酸。”有可能是铺在身下的床垫失去弹性了。臀部是人体最重的部位，床垫的这个位置老化得最快。首先，用手掌轻轻按压一下臀部与褥子、床垫接触的位置。如果发现**有凹陷，用毛巾修整法填平，就能减轻腰酸了。**

详细操作方法，请参照下页图示。铺毛巾时，像地图等高线那样，一层一层填平凹陷的位置。先填最凹陷的地方，折好手巾垫进去。光铺一层折3折的面巾，再铺一层折2折的浴巾。

用手掌轻轻按压，**感觉和四周一样平整了**，再铺上床单。

这样修整一下，睡起来就舒服多了。更换床垫之前，先这样补救一下吧。

毛巾修整法

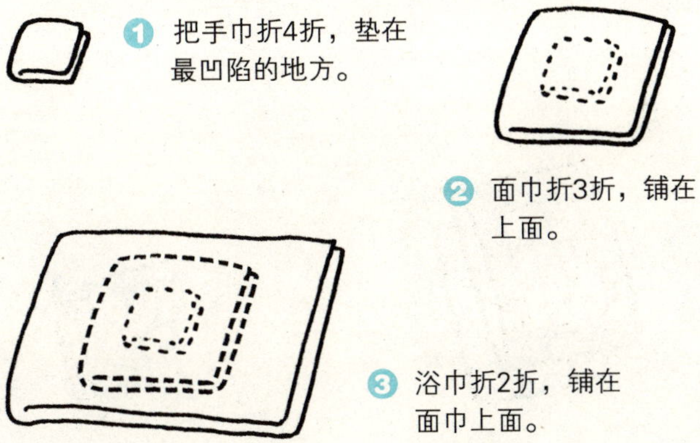

3.3.3 被罩快速更换法

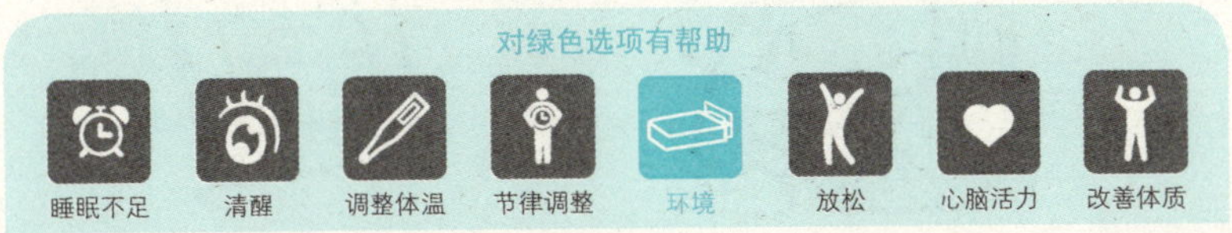

超过2周没换床单和被罩的人要当心了！**每天晚上，皮肤上的皮脂和灰尘都会积存在床单、被罩上。**

人体每晚睡觉时的出汗量在1杯左右，床单、被罩上沾染了汗水和皮脂，远比您看到的更脏。螨虫在不卫生的状态下更容易繁殖，引起皮肤粗糙等问题。最好**夏天一周换一次床单和被罩，冬天两周换一次。**

被罩内的四角有固定被芯的绳结，更换时需要注意。更换被罩是件比较麻烦的事儿。这里教大家一种快速更换被罩的方法，请看下面的图示。

被罩快速更换法

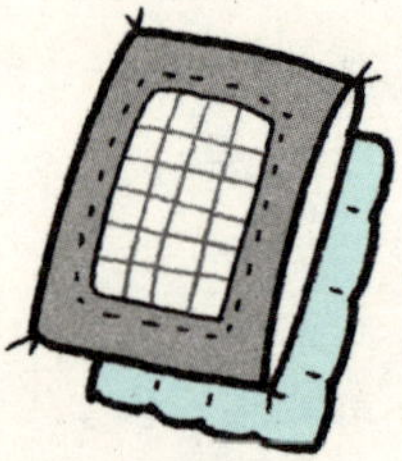

① 把被罩内面翻出来，平铺在打开的被芯上。

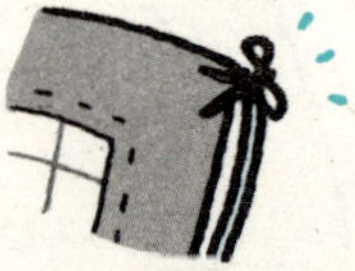

② 系好固定绳结。

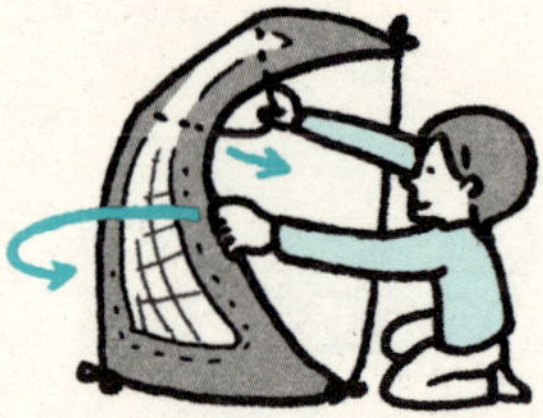

③ 手伸入被罩里，抓住内侧的两个被角，一下子翻过来。

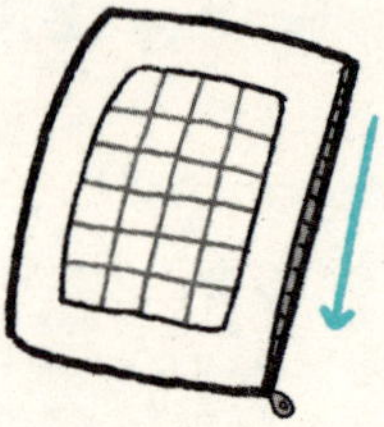

④ 拉好拉链。

3.3.4 干燥、吸尘、清洗，应对螨虫

房屋灰尘会引发过敏和哮喘。细小的灰尘中含有螨虫的尸体和排泄物，这些才是引起过敏反应的主要原因。

螨虫喜欢高温高湿的环境，被褥最容易成为螨虫的温床，被褥、床垫、枕头中通常藏有几千只到数万只螨虫。温度在20～30℃，湿度在50%～75%，最适宜螨虫繁殖。梅雨季节到夏天，螨虫增长得很快。

温度达到50℃，湿度在50%以下，螨虫开始死亡。被褥应该在**太阳下晾晒，使用被褥干燥机，尽量保持干燥。**湿度大时，应及时使用除湿器。

干燥之后，用吸尘器除去螨虫的尸体。头垢、汗垢会成为螨虫的饲料，因此，枕头需要用吸尘器重点处理。螨虫卵孵化需要1～2周，建议每周换洗一次床单和被罩。螨虫的排泄物易溶于水，可以洗掉。

螨虫的尸体和排泄物比活的螨虫更容易致病。活螨虫水分多，比较重，很难直接用吸尘器除去；干燥后的尸体和排泄物会慢慢变成粉末状，很容易和灰尘一起被吸尘器吸走。因此，应对螨虫的基

本策略，就是**保持被褥干燥，然后用吸尘器清理，每周清洗一次床单和被罩。**

在干净的环境里，心情愉悦地入睡吧。

3.4 布置卧室，快速入睡

3.4.1 米色和清淡色彩令人放松

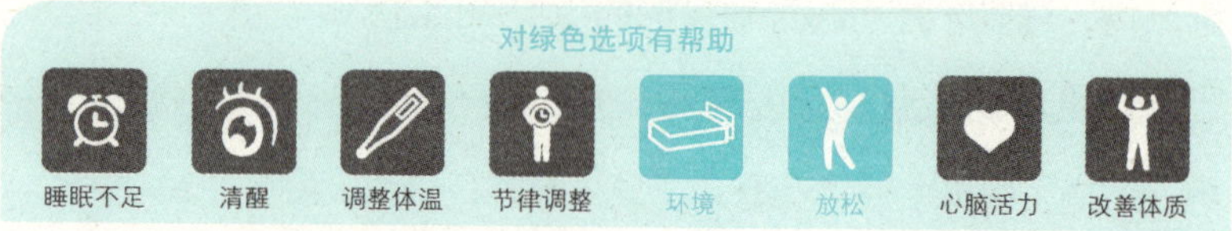

您的卧室是什么颜色？鲜艳的颜色？多种颜色混搭？这样的卧室怎能让人快速入睡呢！

人对颜色和光线的反应，可以通过肌肉紧张度（肌肉对光的紧张度值）测试出来。最令人放松的颜色是米色和清淡色彩，给人柔和的感觉，比鲜艳的青色、绿色更能令人尽快松弛。**卧室最好使用令人放松的淡色。**相反，鲜艳的红色、黄色、橘色，令大脑兴奋，最好不要用于卧室。大面积的鲜艳颜色，视觉冲击强，让人无法入睡。

卧室的颜色搭配，**可以分为基本色、辅助色、装饰色3种。**

基本色，如床、墙壁、天花板等背景颜色。辅助色，如被罩、窗帘等，是基础设施之外的大面积颜色，需要和基本色相协调，通常选用令人放松的颜色。装饰色，能够给卧室带来变化，更有个性，比如靠枕、被罩和帘子的花纹等。**整个卧室控制在 3 种颜色以内，比较和谐。**

令人放松和紧张的颜色见下表。

令人放松和紧张的颜色

颜色	测定值（肌肉对光的紧张度值）	紧张程度
米色、清淡色彩	23	放松
青色	24	
绿色	28	
黄色	30	紧张、兴奋
橘色	35	
红色	42	

（摘自野村顺一《色彩心理学》，文艺春秋）

3.4.2 床沿离开墙壁，床头远离门口

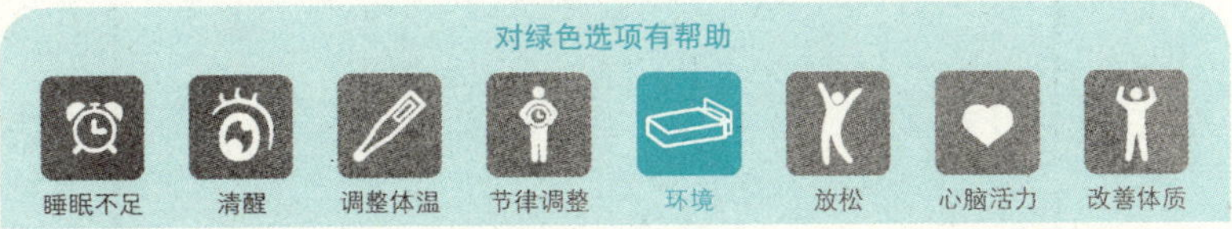

被子总是从床上滑落下来，可能是床的位置不对。

床沿应该离开墙壁10厘米以上。床沿和墙壁紧挨着，另一侧的被子更多地垂在下面，因为重力原因就容易滑落下去。无论如何都留不出空来的时候，在被子上，脚的位置横盖一条毛毯，再把毛毯压在床垫下面轻轻固定。

为了**确保通气性，床沿应该离开墙壁**。许多案例显示，床垫紧靠墙壁，搬开床垫会发现墙壁发霉了。容易结露水的冬天和梅雨季节，尤其需要注意。

人每晚睡觉会排出1杯左右的汗水。**早上起来，不要立即收拾床铺，要让被褥的湿气散发出去。**被子折3折，暂时放在脚下的位置就好。

睡梦中的人处于无防备状态，头的位置最好远离门口，处在一眼看不到的位置，会更有安全感。注意：空调不要正对着床。

理想的卧室布局

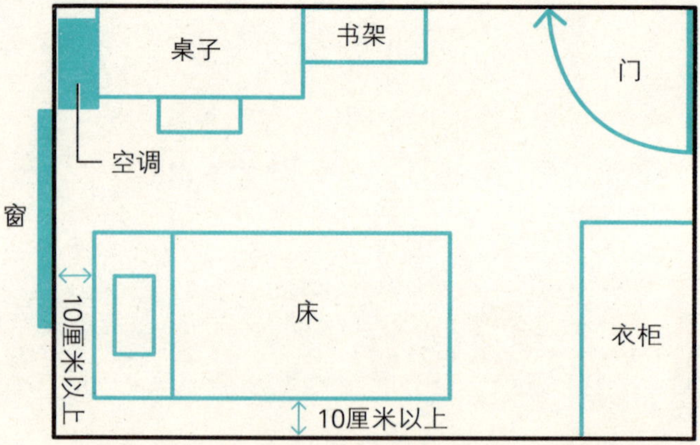

3.4.3 遮光窗帘改变生活

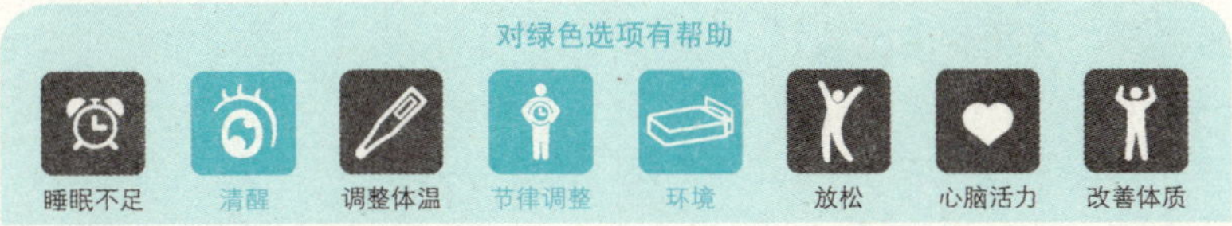

许多人都有这样的经历，在宾馆里，遮光窗帘让人早上也很难醒来。

根据透光性，遮光窗帘可以分为3级：

- **1级：遮光率99.99%~100%（无法看清人脸）。**
- **2级：遮光率99.80%~99.98%（无法分辨面部表情）。**
- **3级：遮光率99.40%~99.79%（能分辨表情，对工作来说太暗）。**

宾馆通常使用几乎不透光的1级遮光窗帘。家里没必要使用这种窗帘。

由于工作原因**需要白天睡眠的人，被光线刺激得睡不着的人，可以选用1级遮光窗帘；夜间街灯的光能照进屋里的，可以选择2级遮光窗帘；夜间街灯的光照不进屋里的，可以选用3级遮光窗帘。**早上不容易醒的人，应该选择没有遮光性的普通窗帘，以便让早晨的阳光照进屋里。

人闭着眼睛的时候，大脑可以通过视网膜感受到光线，如果**屋里慢慢明亮起来，自然就会清醒过来。**太阳光很早就照进屋里，也会被光刺激得过早醒来。特别是日出时间早的夏天，有必要使用遮光窗帘，可以适度遮挡光线。

遮光窗帘原本是给白天睡眠的人使用的。您可以根据自己的生活方式和住宅环境，选用合适的遮光窗帘。在宾馆住宿，就寝前稍微打开一点儿窗帘比较好。

3.4.4 关掉夜灯入睡

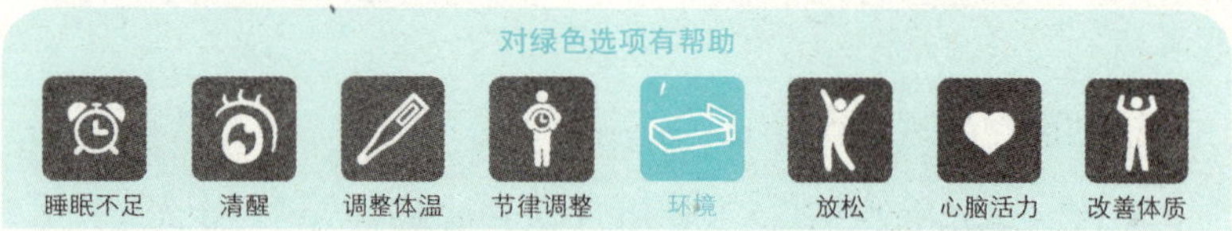

“开着夜灯睡觉的人，肥胖率是关灯睡觉者的2倍。”这是日本奈良县立医科大学的研究结果。

在昏暗环境中睡觉的人，与开着夜灯睡觉的人相比，后者的肥胖率是前者的1.9倍，中性脂肪数值升高的“脂质异常症”发病率是前者的1.7倍。睡眠激素——褪黑素更容易在黑暗环境中分泌。而在明亮的环境下，因为**光线刺激，容易浅眠，最终刺激了促食欲激素的分泌。**肥胖现象可能与此有关。睡觉时，一定要关掉夜灯。

有些人习惯了开夜灯睡觉，一下子陷入完全黑暗的环境，会感觉不安而无法入睡。这种情况下，可以把夜灯换成更柔和的脚灯，目的是不让光线直接照到眼睛。

另外，夜里上厕所时，灯光也不要太亮，不然会影响再次入睡。还要注意空调、电风扇、加湿器等电器的运行指示灯，可以使用遥控器的“灯光”按键关闭指示灯，或用贴纸挡住指示灯光亮。总之，要尽量减少各种不利于睡眠的因素。

3.4.5 房间整理好，身心清爽

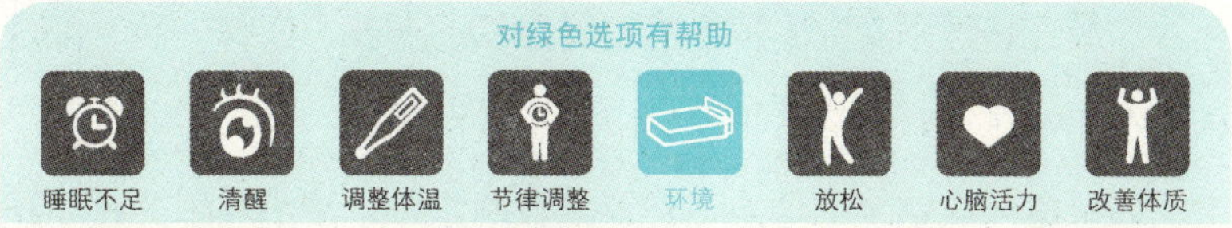

“整理了一下房间，很快就睡着了。”有些来咨询的女性朋友这样说。为什么呢？因为房间的状态反映人的心情。

晚上就寝前，把床周围简单地整理一下。早上起床后，枕头和被子摆放整齐，打开窗子换气。这样做，每天都能心情愉悦地入睡。

抑郁症患者的一个特征就是房间脏乱。是身心疲惫，连收拾房间的力气都没有了吗？这会导致恶性循环，因为房间又脏又乱，做任何事都觉得不顺心，会使身心更加疲惫。

在乱七八糟的屋子里睡觉，绝对不会有理想的“快眠”。**在灰尘、湿气充斥的房间里，身心无法得到放松**，能获得优质睡眠吗？

试着以整理卧室为突破口，先从床收拾起，像齿轮一样一旦转动，很快就会把所有的地方都收拾一遍。在清爽的卧室里，进入优质睡眠吧。

3.4.6 和爱人一起睡个好觉

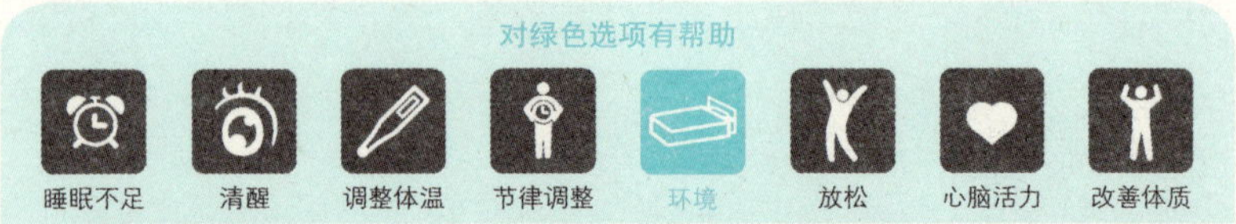

“最近总睡不着。”很多有这样烦恼的朋友，仔细一问，都是从结婚开始睡不好的。这种案例出乎意料得多。

如果房间有空余的地方，建议摆放两张床，被子等卧具都分开用。这样一来，就不会互相干扰了。

如果只能摆一张床，要选择宽度大于150厘米的双人床。120厘米宽的床，两人睡太挤了。请选择不易传递振动的弹簧床垫和凝胶床垫。

和爱人共眠，会有安全感和幸福感。但对于入睡效果来说，**对方睡眠中翻身、打鼾等，都会导致浅眠。**双方体温也不一样，为了睡眠考虑，还是分开好一些。不过，双方的感情发展也很重要。

日本“八乐梦”床业有限公司做过一项调查，随着年龄增长，分床、分卧室睡觉的比率升高，50多岁的人中，3成以上分卧室睡觉。很多老年人将卧室重新布置，床和床之间用衣橱或书柜隔开。这样设计，可以将双方的干扰隔开，每人占据半个房间。

或者互相配合对方的生活方式，和爱人共眠。

3.4.7 不要和宠物一起睡

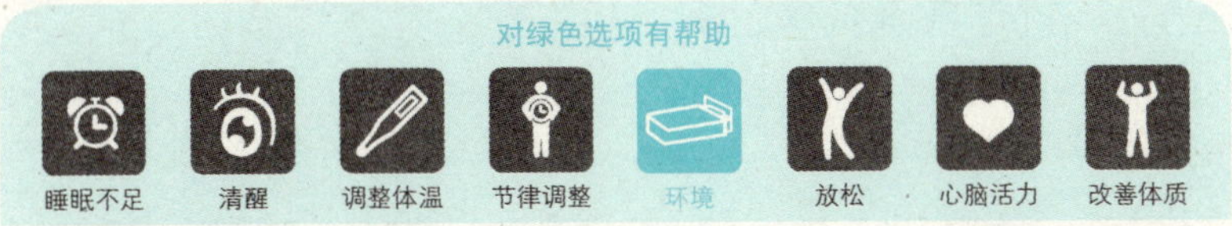

和宠物一起睡，有很好的抚慰效果。但是，**宠物会任意活动，使主人的睡眠质量下降。**

我也养猫，和宠物一起睡觉的快乐，我能理解。但是，要尽量放弃这样的想法，给宠物单独做一张舒适的睡床吧。

我家的猫，天一冷就会跑到垫子上趴着。虽然很开心，但为了保证自己的睡眠质量，用加热垫给它做了一个软绵绵、暖乎乎的猫用睡床。这样，我就可以不用顾虑猫随便翻身了，它也觉得加热垫更舒服，自然就不来打扰我了。

最近的研究表明，每周4天以上和宠物睡在一起的人，63%的人睡眠质量不佳。宠物的叫声，催促喂食，都会打断睡眠。床上多了个宠物，翻身会有所顾忌，也会影响睡眠。

翻身**能够放松肌肉，解除疲劳，促进血液和淋巴循环，调整体温。**

无论如何都想和宠物一起睡的话，也尽量不要顾虑宠物，随便翻身。主人健康了，才能和宠物一起安心生活。

3.5 夏日的睡眠

3.5.1 瓦楞纸解决后背湿热

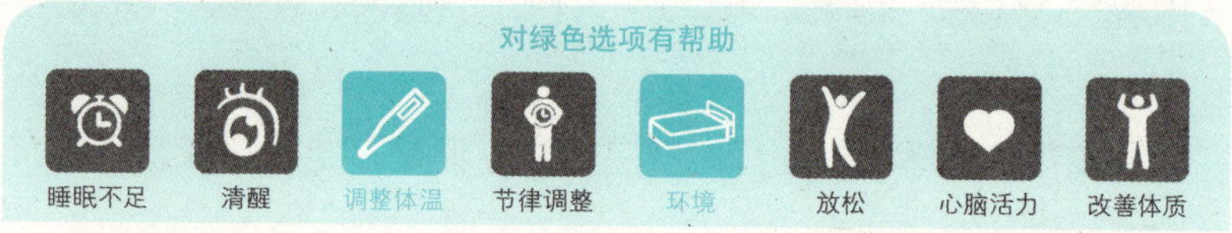

潮湿闷热的夏天，最令人难受的就是后背湿热。**后背湿热是夏天睡眠易醒的主要原因。**可以用瓦楞纸解决这个问题。

制作方法：选择一张结实的瓦楞纸，裁成长35厘米、宽25厘米的长方形，放在床单下后背的位置。床单选择平纹的麻或棉制品。瓦楞纸比较硬，能够防止后背和褥子紧密贴合，从而保证通气性。

更好的办法是买一块防滑垫，就是通常放在门口或浴缸旁边的水草编成的垫子，能比瓦楞纸用得更长久，充分保证后背的通气性。

还有夏天专用的床垫，十分舒适。采用透气的立体结构，用麻、灯芯草、竹子等编织而成，触感凉爽，有助于入睡。

上述方法能解决后背湿热的问题，就算空调温度调得高一些，也不会半夜热醒过来。另外，轻软的全棉纱布毯，透气性好，散热好，洗后干得快，也很适用。

稍微花点儿心思，就能从睡不好的夏夜里解脱出来。

3.5.2 自制抱枕，让后背凉爽

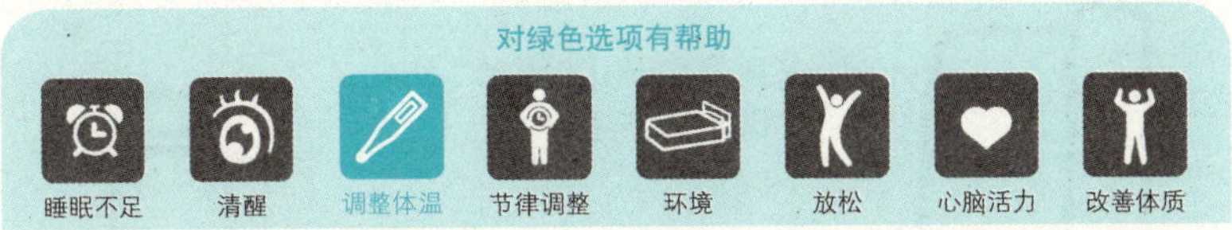

还有一个办法能保证后背通气性好，那就是侧卧。**使用抱枕分散体重，侧卧也很轻松。**

侧卧入睡，通常重量集中在身体下侧，**使用抱枕可以分散体重**，睡得更加放松。主要是分散了手臂的重量。

找一块没有多大用途的垫子，就可以做成抱枕。把垫子卷成筒，用松紧带绑上3～4道，防止散开。长100厘米以上、厚10厘米左右的抱枕，用起来就很舒服。后背可以露出来，腋下和膝关节处也有了空隙，睡觉时就很凉快。有人会觉得，抱枕越大，抱起来越舒服。其实不然。如果太大，用腿夹住抱枕时，股关节会过度张开而感觉难受。冬天，抱枕太大，会顶出被子，露出的缝隙会进冷风。所以，用80厘米长的抱枕就好。

我做的抱枕，“长度改变一下，就从靠垫变成松软的抱枕了”，要点就是根据自己的身高调整其长度。总之，请根据自己的体型和季节选择合适的抱枕。

抱枕制作方法

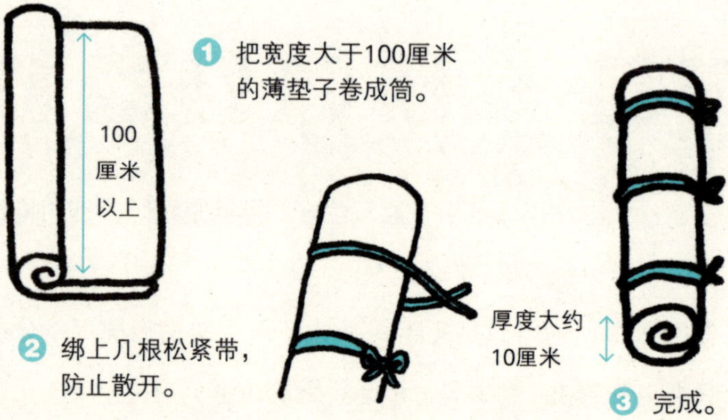

3.5.3 空调要适应体温变化规律

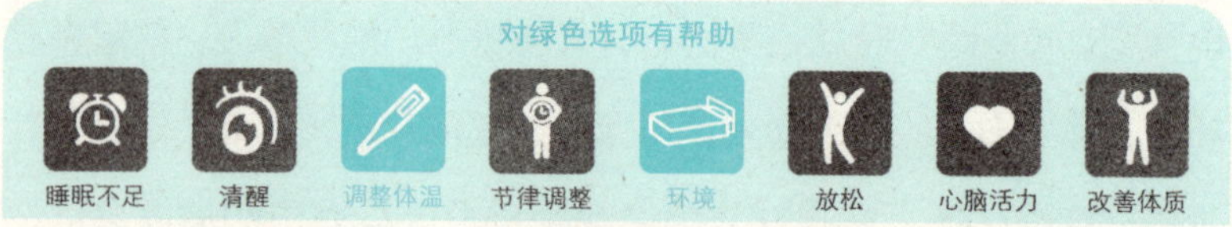

夏天，要想睡个舒服觉，**除了凉爽的卧具，还要使用好空调。**

人在熟睡的时候，体温也在有规律地变化。刚入睡时，为了使体温下降，身体会出汗，这时将空调温度调低一点儿会舒适些。**就寝前1小时，把温度调到25℃左右，屋里就凉快了。**等到就寝时，把温度调到26～29℃，也就是稍微有一点儿出汗又感觉不到热的程度。1小时后，让室温慢慢升高，以适应体温的变化。

根据气温，使用计时模式，设定空调运转1～3小时。**热带的夜**

晚，整晚温度都比较高，开着空调睡，会睡得比较香。

我使用了通气性好的床垫以后，就算盛夏，空调也只设定在29℃，室温虽然有点儿高，睡得却很好。应用“中暑指标计”，监测居室比较宽敞明亮处的最低气温，达到27℃以上，整晚就应该开着空调睡。

如果使用电风扇，请不要对着身体直吹。**可以设定朝着天花板摆头吹，用小风带动整个屋里的空气缓慢流动。**

根据室外气温、自己的体质、房间布局，配合使用合适的卧具，就能够很快调节室内温度了。

3.6 冬天的睡眠

3.6.1 不要盖多层被子，让后背保温

冬天冷得睡不着，要盖好几层被子，或者盖上厚重的被子。这样做是错误的。**冬天入睡的要点是：隔断床铺带来的冷气。**

空气不流动，有较好的隔热效果。**在褥子或床垫下面铺上瓦楞纸或铝箔纸**，就可以保暖。

盖上被子后，就感觉到垫子暖和了。特别是肌肉少的女性和年

纪大的人，为了保证身体的热量不流失，更要重视后背保温。我见过一位因为怕冷而睡不着觉的中年女性，盖了8层被子。这么多被子压在身上，会导致血液运行不畅，加再多的被子，也暖和不过来。

寒冷的天气出门时，可以在后背贴“暖宝宝”，因为调节体温的褐色脂肪细胞多分布在后背。后背温暖了，全身血液循环也就通畅了。因此，**应该使用毛毯或保温性好的褥子，让背部温暖起来。**

羊毛、驼绒等动物的皮毛，不但保温性好，而且吸水性、排水性好，放在垫子里也不会觉得湿热。但是，皮毛比较贵。怕冷、压力大的人，可以尝试使用电热毯。

3.6.2 用塑料瓶、热水袋等温暖被窝

刚钻进被窝时冷冰冰的，四肢的末梢血管都在收缩，身体的深度体温无法释放。**冬天预先给被褥加加温**，可以睡得更好。

下面介绍几种身边可以用来温暖被褥的物品。首先，准备两个耐热塑料瓶，先倒入三分之一的自来水，再倒满热水。就寝前30分钟，**将塑料瓶塞入被窝中，放在腰背的位置。**躺下后，再挪到脚下。使用热水袋、电热毯、加热垫就更好了。性能最好的是

被褥干燥器，不但能加热被褥，还能蒸干湿气。人每晚睡觉要排出1杯左右的汗水，而**温度低、湿度大的环境会让人感到寒冷，被褥也很难温暖起来。**

只要用过一次被褥干燥器，就能感受到它的舒适性。如果被褥太大的话，被褥干燥器用起来太麻烦了。日本象印公司出品的“智能干燥机”解决了这一难点。这款干燥机不需要连接管子，使用方便，很受欢迎。这家公司陆续推出了一系列不需要插座的产品，均可以试用。

塑料瓶热水袋制作方法

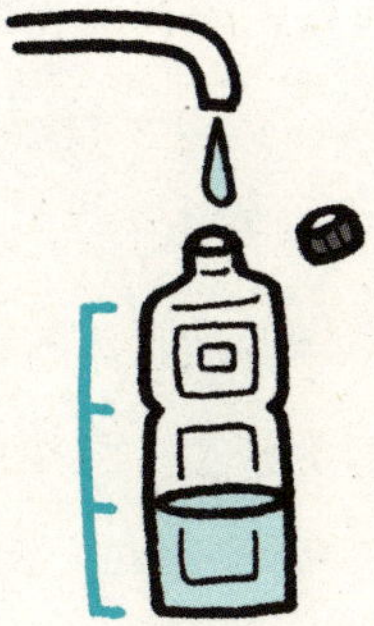

❶ 塑料瓶里先倒入三分之一的自来水。

❷ 再倒满热水。塞进被窝里，放在腰背的位置，温暖被褥。

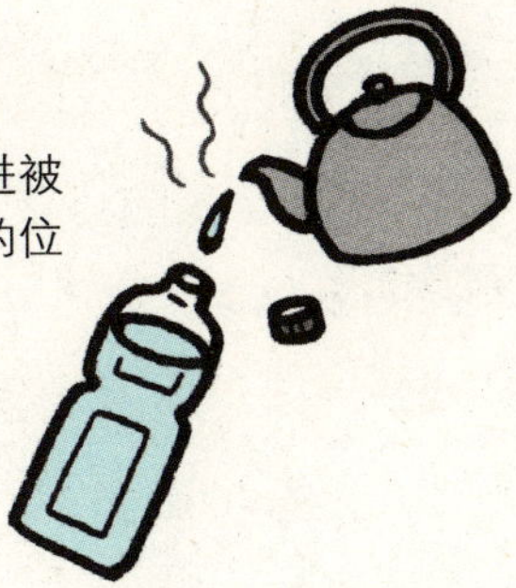

3.6.3 阳光预防冬季抑郁

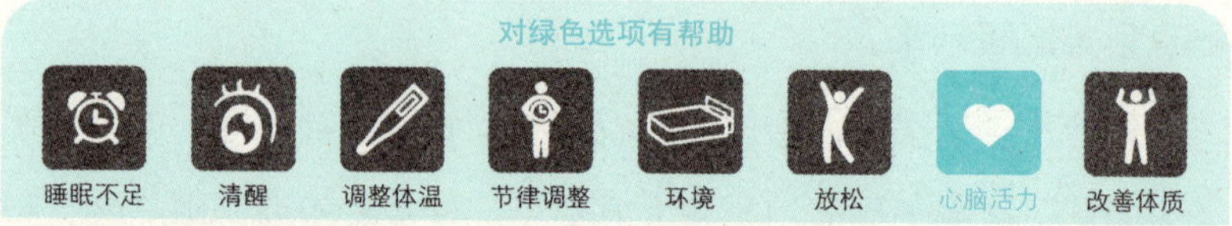

一到冬天，早上起床时总觉得不舒服，心情低落，感到疲劳。这是“冬季抑郁症”。

冬天，要尽量多晒太阳，还要在室内照明上下点功夫。要选用青白色的明亮灯光照明。采用光疗法时，要使用专用照明器具，网店就能买到。台灯型最常见，也有耳机型，把光线导入耳朵里。

导致冬季抑郁症的原因是：冬天**日照时间短，经常晒不到阳光，能稳定精神的神经递质5-羟色胺分泌不足。**

与普通抑郁症的不同之处，主要表现在食欲和睡眠方面。普通抑郁症患者会出现没有食欲、体重减轻、无法入睡等症状。冬季抑郁症患者却相反，食欲、体重有所增加，睡眠时间延长。总想吃植物性食品和甜食，总想睡觉，没有精神……出现这些情况时，就要警惕冬季抑郁症了。对抗冬季抑郁症，要多晒太阳。

晚上就不要用强光照射了，换成能让人放松的暖色、柔和灯光。强弱灯光昼夜交替使用。

早上到中午，用冷色强光；傍晚到夜间，用暖色弱光；就寝前1小时，光线再调弱一些。这样，能提升活动和睡眠质量。

如果冬季抑郁症已经影响日常生活，那就要去专科医院就诊了。

第4章

生活方式改变睡眠

你的有些习惯可能会妨碍优质睡眠。本章将介绍对睡眠有益的饮食、淋浴、运动方法，调整自己的生活方式和睡眠规律。

4.1 最好的睡眠规律

4.1.1 1分钟入睡，并不是快眠

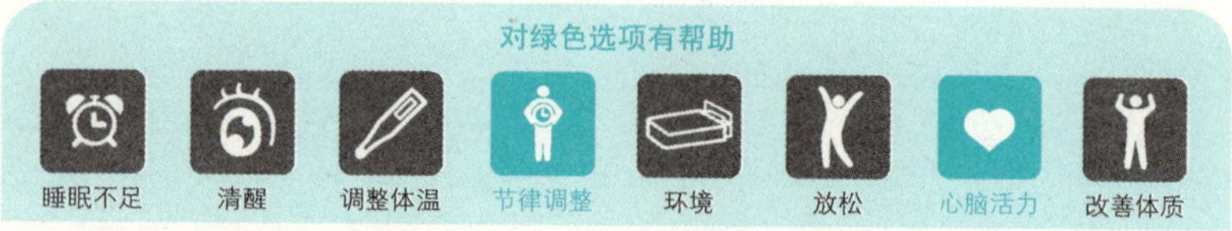

“闭上眼睛，马上就睡着了。”“无论何时何地，都能睡着。”自豪于“我睡得熟”的人要注意了，这可能是因为睡眠不足。

通常，健康的人入睡需要10~20分钟。1分钟就睡着，只能说明缺乏睡眠。睡眠不足还会导致白天犯困和强烈的疲劳感。这些症状被统称为“睡眠不足综合征”。有这种症状的人，大约占总人口的十分之一。

睡眠不足综合征的特征是，**因为疲劳等原因睡眠不足，但本人并没有意识到这一点。**想着“工作太忙所以疲劳”，优先选择完成工作，挤占了睡眠时间。**如果休息日的睡眠时间比平时超出2小时以上，很可能就是睡眠不足综合征。**

持续睡眠不足，不安感增强，对自己的评价降低。这会导致工作效率下降，就更没有时间睡觉了，陷入恶性循环。

最近，周围很多人都在说工作失误增多，体质下降……出现这种苗头的人，无论如何，赶紧先睡觉。

4.1.2 写睡眠日记，掌握睡眠规律

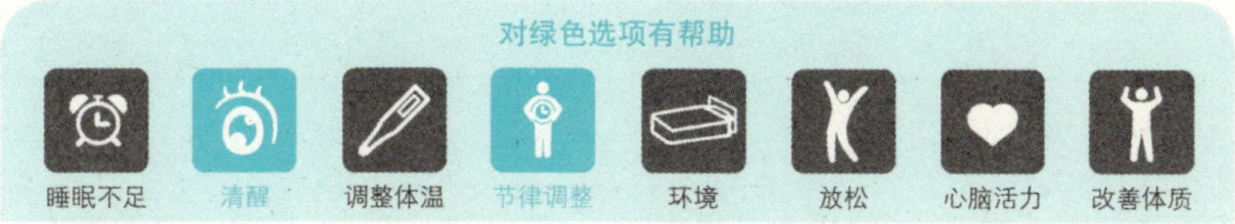

想睡得更好，想醒得更快，您需要用睡眠日记来把握自己的睡眠规律。

睡眠日记记录每天躺在床上睡觉的时间，迷迷糊糊的时间，白天犯困的时间，午睡的时间。此外，工作、家务、饮食、沐浴等等，每天的日常活动都要记录，还有这一天的状态、睡眠的满足度等。通过分析这些事儿，**找到适合自己的助眠法和睡眠时间。**

案例：一名每天只睡5小时的女性，根据睡眠日记发现自己最佳的睡眠时间是6小时，调整后，精神状态、工作效率迅速升高。“只差1个小时，就有这么大的不同。”令人震惊。

刚开始，**尽量记录每天的起床时间，首先记录1周。**需要倒班而睡眠时间不确定的人，掌握睡眠规律，可能要1周到1个月。

早起记录昨晚的睡眠情况、起床时的精神状况，睡前记录白天发生的事情，可以更好地了解自己的睡眠状况。

请参照下一页的睡眠日记，掌握自己的睡眠规律吧。

睡眠日记的记录方法

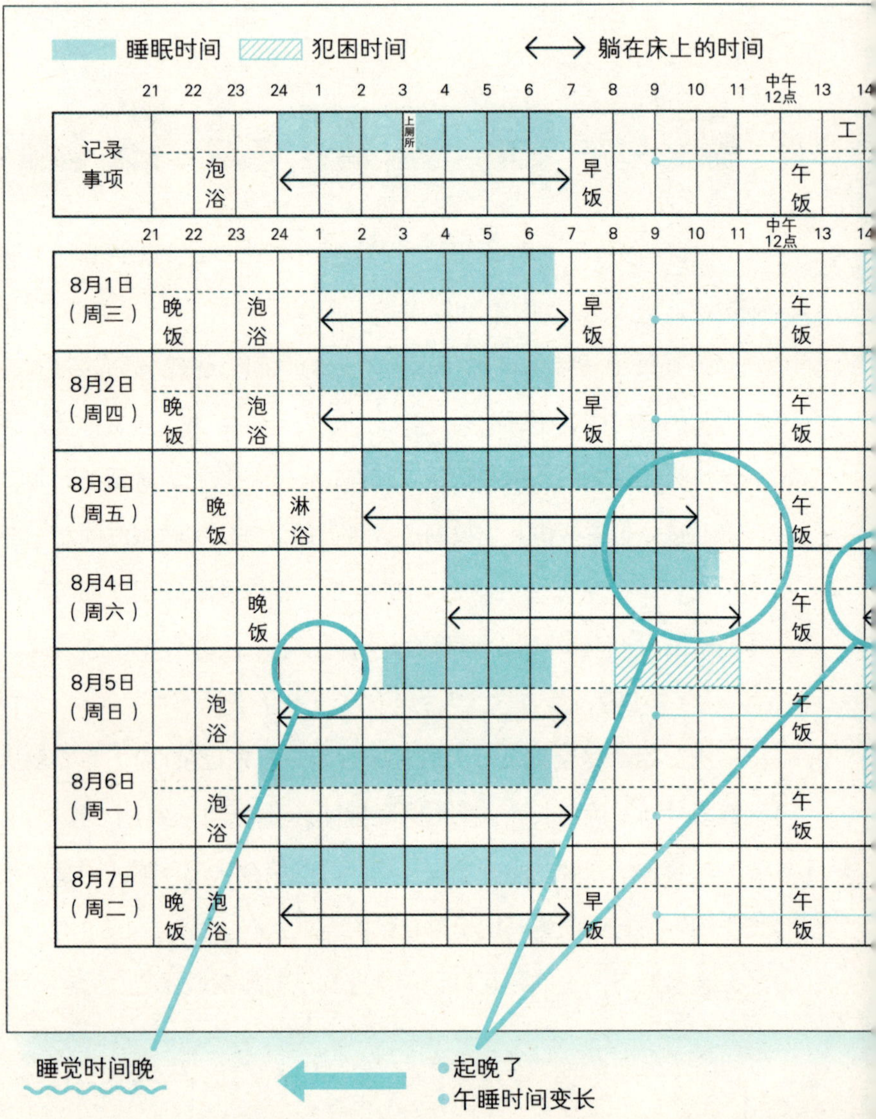
睡眠时间
犯困时间
躺在床上的时间
21 22 23 24 1 2 3 4 5 6 7 8 9 10 11 中午12点 13 14
记录事项
上厕所
泡浴
早饭
午饭
工
8月1日（周三）
8月2日（周四）
8月3日（周五）
8月4日（周六）
8月5日（周日）
8月6日（周一）
8月7日（周二）
晚饭
泡浴
淋浴
睡觉时间晚
起晚了
午睡时间变长

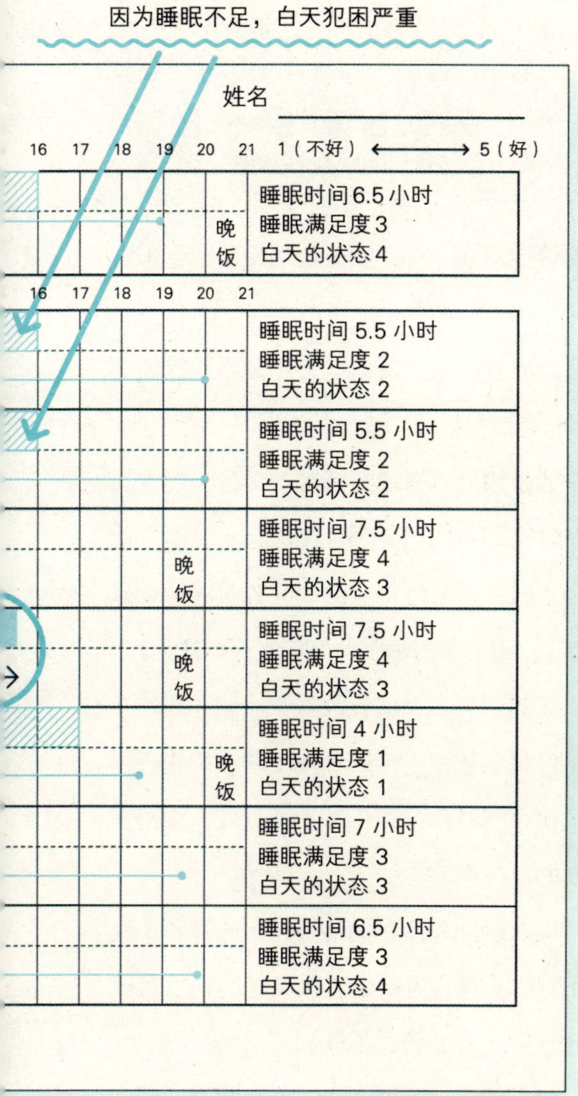

记录事项

A

- 睡眠时间
- 犯困时间
- 躺在床上的时间
- 饮食、工作、做家务、运动、沐浴等活动

B

- 醒来时，对睡眠的满足度
- 犯困、疲劳、注意力等白天的状态

▼
▼

记录完毕，根据A、B项综合考虑，掌握适合自己的睡眠规律。

4.1.3 周末不要睡得太多

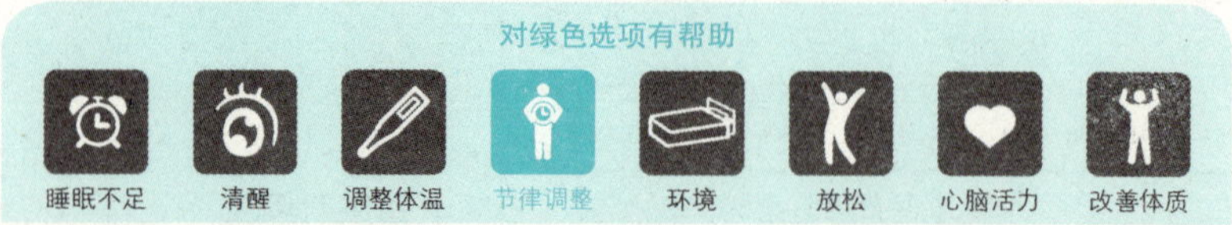

持续睡眠不足，就像不停地借钱一样，疲劳会慢慢累积起来。每天只睡6个小时，超过10天，就跟熬了一个通宵一样，大脑变得迷迷糊糊。睡眠和金钱一样，一旦出现“负债”，不知不觉就还不上了。

周六、周日休息的人，**通常用周六来偿还睡眠的负债。**需要注意的是，**起床时间不要比平时晚2小时以上。**平时6点起床，周六就8点之前起床。然后沐浴在阳光下吃早饭，让生物钟重新计时。如果还是困，吃过饭后再睡一会儿。**用上午的睡眠补充前一天的睡眠。**

很多人平时睡眠不足，想利用周末“储存睡眠”。储存睡眠并不是正常的睡眠方式，而是像欠债还钱一样的补充睡眠。能用一段长时间的睡眠来偿还睡眠负债，同时保证生物钟不被打乱，维持平衡，储存睡眠还是很有必要的。

周日的早上最好和平时同一时间起床，为迎接周一做准备。就算储存睡眠，也要控制在1小时以内。周日早上也晚起的话，可能会延迟晚上的入睡时间，导致周一身心状态不佳。

最好休息日和平时同一时间起床。非要在周末补充睡眠的话，比平时延长30分钟就好。

4.1.4 实在睡不着，就不要睡了

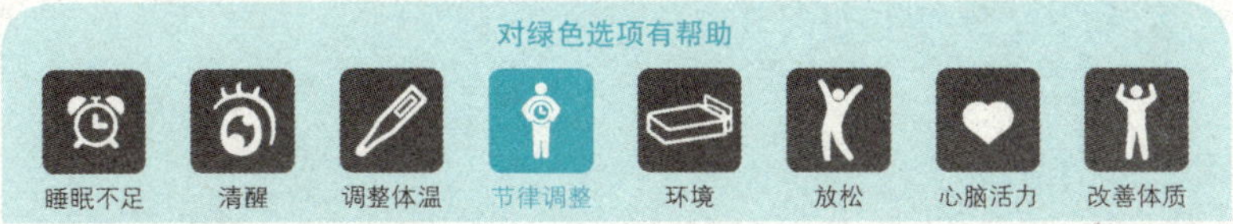

也许会有这样的夜晚，试了无数的放松方法，依然无法入睡。这时，**越睡不着越焦虑，越焦虑越睡不着。**

精力会随着人的意识而聚集。越是把精力集中在"睡不着"上，越会维持在"睡不着"的状态中。如同在火里添柴，"睡不着"的念头会持续熊熊燃烧。

这和恋爱有点儿相似。双方的思念相当，就会建立起良好的关系。如果一方过于强烈地追求，另一方便会感到负担太重而逃避。

一直念叨着"想睡着，想睡着"，过于"追求"睡眠，睡眠就躲得更远。必须让过剩的精力安静下来。

躺在床上30多分钟了，还没睡着，不如起来安静地坐一会儿，等待睡意的到来。

"睡不够的话，还有明天的午睡呢。""今天睡不着的话，明天再补。"抱着睡不着也无所谓的心态，就**进入了放松状态**，睡眠就会走近您了。

实在睡不着的时候，就不要睡了。想睡再睡。请牢记这个简单的法则。

4.2 有助于快眠的运动

4.2.1 慢跑升高体温

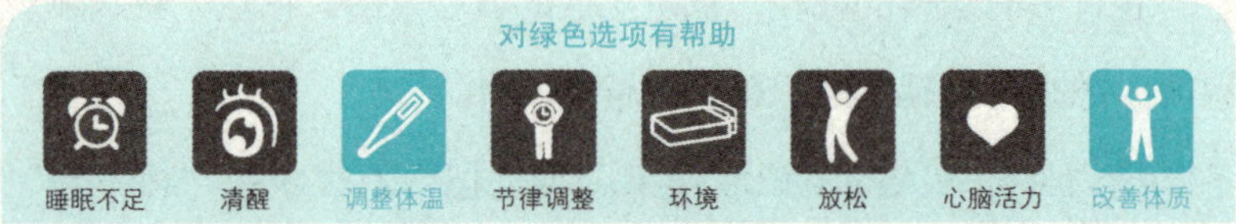

运动可以使体温升高，造成适度的疲劳，为睡眠做好准备。

这里介绍一种**效果很好的有氧运动——慢跑，体力不好的人也可以轻松完成。**这是一种比快步走速度更慢、不会感到难受的运动。跑步方法请参照下一页图解。

针对老年人的调查显示，每天坚持步行或运动30分钟以上、每周5天以上的人，很少有睡眠方面的烦恼。

慢跑不需要准备运动，非常简单。消耗能量是步行的两倍，有较好的减肥效果，还可以改善一些生活方式病。

持续慢跑，掌管思考的前额叶会活跃起来。从傍晚到就寝前2小时，慢跑升高体温，晚上睡得更香甜。

慢跑的方法

- 放松肩膀，手臂轻轻摆动。
- 比快步走速度慢一些，时速3～5千米。

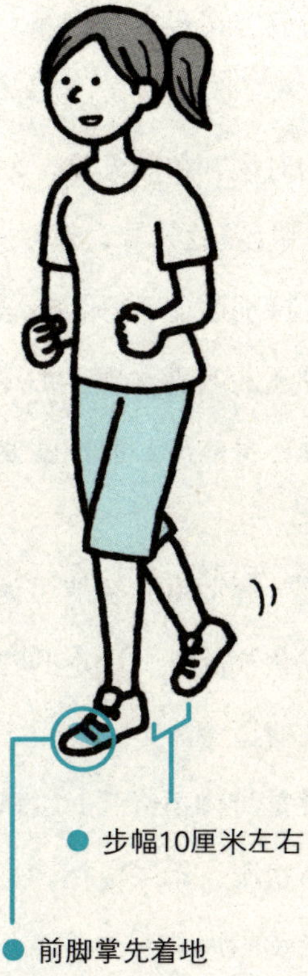

4.2.2 单腿站立1分钟，提升运动量

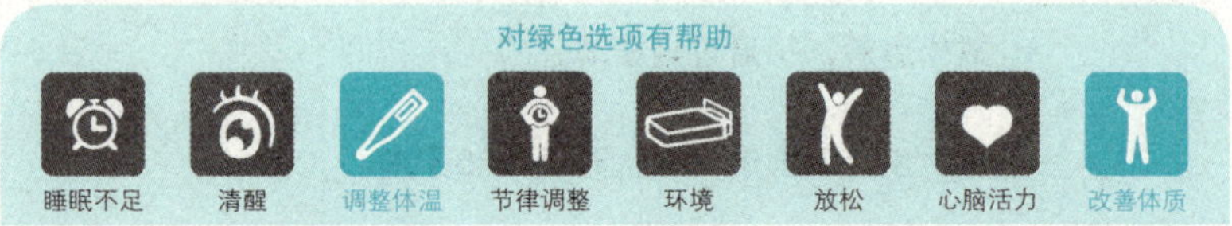

“我也知道运动很好，可没有时间啊。”那就向您推荐“伴随运动”。

等车或者信号灯的时候，单腿站立。单腿站立的负荷是两腿站立的2.75倍。每天左右腿各站1分钟，重复3次，运动量相当于步行53分钟。这样，不需要特别运动，每天的运动量就足够了。

特别是，这样运动还能改善女性“怕冷”的情况。一般来说，**身体温暖，肌肉就舒缓；身体冷，肌肉就僵硬。因此，运动可以放松肌肉。**

大步快走，不但增加运动量，还能活动股关节，增加血流量。快走，还能预防全身发紧和浮肿。快走的时候，要有意识地伸展后背，仿佛从胸部开始往前迈步。

早上起不来，总感觉身体不舒服，尝试进行伴随运动，可以增加肌肉力量，改善身体状况。不乘电梯，走台阶上下楼，稍微绕点儿路回家，都是力所能及的运动方法。

伴随运动举例

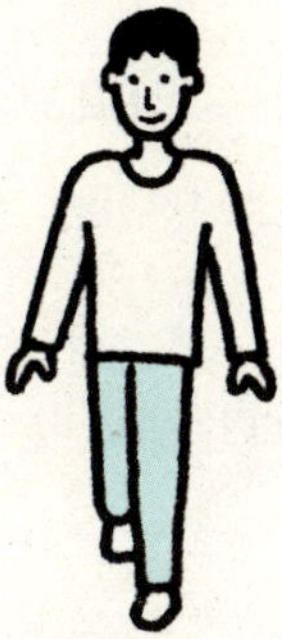

单腿站立

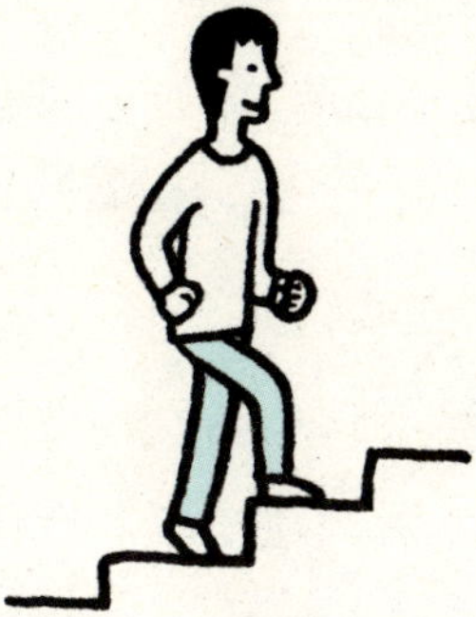

上楼梯

4.3 有助于快眠的饮食

4.3.1 有助于健康的饮食，也有助于睡眠

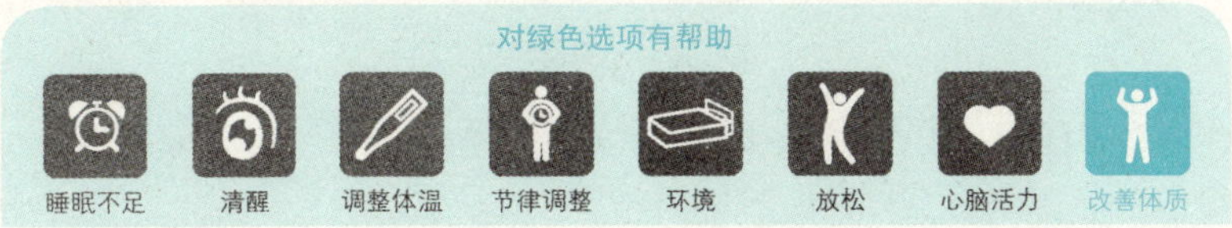

为了提高睡眠质量，只吃特定的营养素，并不一定能睡好。饮食首先要健康。**身体健康了，睡眠质量自然就好了。**

最适合日本人的饮食是日本料理。不单单是把“西餐”替换成“日本料理”，而是把“面包”改成“米饭”，把“意大利面”改成“乌冬面”，把“三明治”改成“饭团”，这样才能使体质得到整体改变。饮食调换举例见下表。

我曾经因为生病而改变了饮食习惯，1个月后体重下降了3千克，也不觉得疲劳了，而且脑子也清醒了，早上起床也有精神了。这样坚持了15年。如今每天三分之二的饮食是日本料理，然后再吃一点儿喜欢的食物。

日本料理脂肪含量少，富含膳食纤维和维生素，是世界上典型的健康饮食。最近，以“豆麻藻菜鱼菌薯”为关键词的饮食引人注目。**“豆”是豆类；“麻”是芝麻，也就是种子果实类食物；“藻”是以裙带菜为代表的海藻等；“菜”是蔬菜；“鱼”是各种鱼类；“菌”是各种蘑菇；“薯”是芋头、土豆、山药等根茎类食物。**可以说浓缩了日本料理的精华食材。

从今天开始以日本料理为主吧。1个月后，您就会发现身体的可喜变化。

饮食调换举例

西餐	日式料理	西餐	日式料理
面包	米饭	泡菜	米糠腌菜
拉面	荞麦面	油炸食品	天妇罗
意大利面	乌冬面	芝士	纳豆
三明治	饭团	沙司	酱油
比萨	日式煎饼	蛋糕	馒头
浓汤	味噌汤	曲奇饼干	煎饼

（摘自幕内秀夫《粗茶淡饭养生》，东洋经济新报社）

4.3.2 延长早餐前的空腹时间

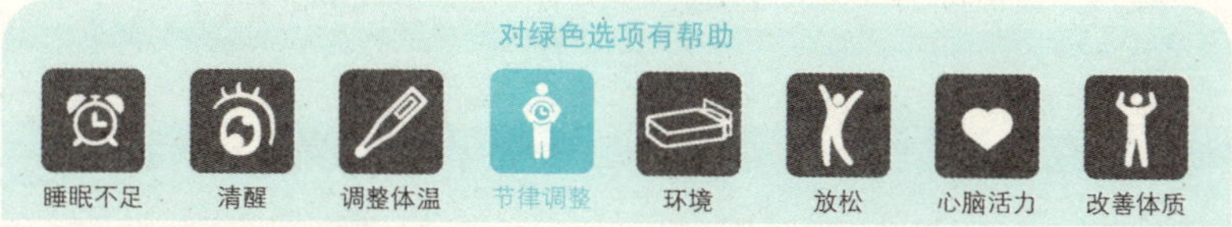

早餐的英文是“breakfast”，原本就有“打破禁食状态”的意思。从这个词可以看出，**早餐前应该处于空腹状态。**

从19点吃晚餐到第二天7点吃早餐，中间间隔了12小时，的确称得上“打破禁食状态”。空腹时间越长，生物钟越容易重置。**空腹状态下进食，体内能够降低血糖的激素——胰岛素分泌量增多，**打开了生物钟重置的开关。胰岛素通常在血糖值升高时分泌，所以早餐一定要摄入植物性食品。

晚饭吃得晚，和第二天早饭间隔时间短，重置生物钟的力量就弱。工作太忙，中午12点吃午饭，23点才回家吃晚饭，中间有11个小时的间隔。

这样一来，夜宵就变成了打破禁食状态的早餐。对身体来说，也就等于大半夜吃了早餐。如此一来，**生物钟就会紊乱，陷入倒时差时的犯困状态。**

19点时至少吃一个饭团，这样生物钟就不会紊乱了。

延长早餐前的空腹时间

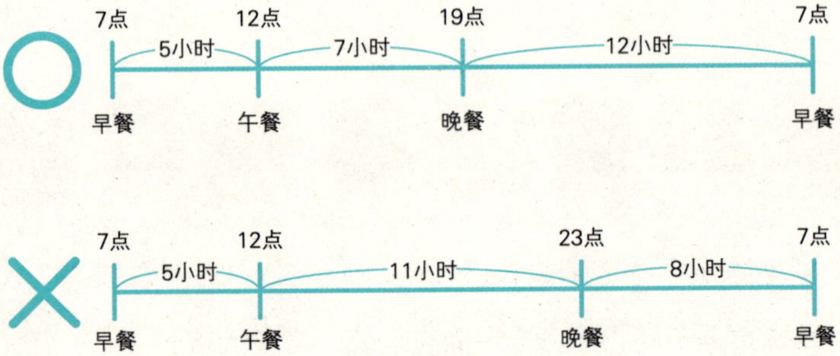

4.3.3 晚餐

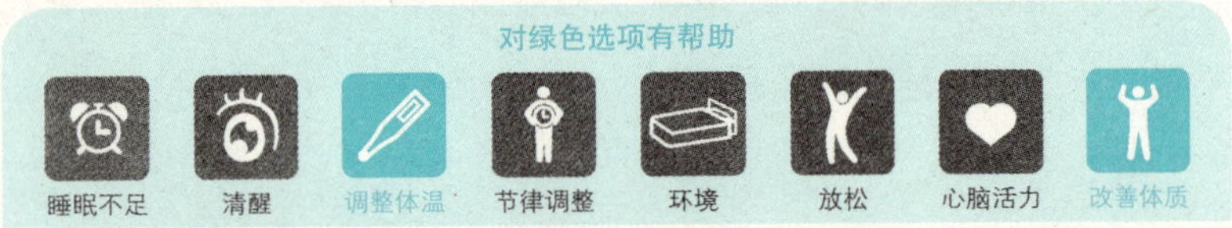

我在英国的时候，对当地人的晚餐十分惊讶。面包、浓汤、焗豆罐头，完全和早餐一样。其实，这样对睡眠很有好处。

在日本，晚餐等同于正餐。而对于英国人来说，正餐并不是每天都吃的，仅仅是指豪华的宴会。通常晚上吃的，就是晚饭而已。

要想快眠，晚饭必须在就寝前消化完。从这点来说，晚上吃得简单些是有道理的。

就寝前3小时，吃一点儿营养均衡的轻食做晚餐。容易引起消化不良的油炸食品和烤肉，就寝前4小时食用比较好。因为血液中的糖分和脂肪含量高，会抑制生长激素的分泌。晚上进食比较晚的话，要避免食用这些食物。**含脂肪和膳食纤维较少、热的软食比较好消化。**晚饭吃得晚的话，建议选择菜粥、乌冬面等。

顺便说一句，最近有门新的营养学——“时间营养学”，讲述如何灵活掌控生物钟，其中，提到22点到凌晨2点，是体内合成脂肪的蛋白质急剧增加的时间段。另外，一周中能量代谢最旺盛的日子是周三，代谢最低的日子是周一。因此，可以多吃又不容易胖的日子是周三，周一则应该食用低热量食物。

4.3.4 火锅和辛辣食物使体温升高

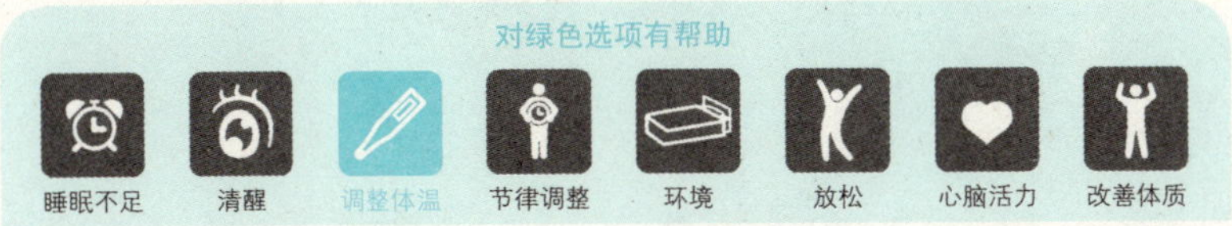

前文介绍过，体温下降，才会进入睡眠。特别是**通过晚餐使体温升高，而后体温急剧下降**，是个帮助睡眠的好办法。

如果晚餐里有辣椒，所含的辣椒素能使体温短时间内升高。实验发现，晚餐时摄入1000毫克辣椒素，体温上升2小时后，会下降0.6℃。需要注意的是，如果大量摄入辣椒素，容易损伤黏膜，出现胃肠功能紊乱、咳嗽，尤其是对辣味敏感的人，不要吃得太辣。

能让体温上升的食物，首推火锅。什锦锅、豆腐锅、鸡肉汆锅、牡蛎锅等，吃下去，身体暖洋洋的。**其中，虾、牡蛎、贝类等食物中含有氨基酸，能够降低体温，提高睡眠质量。**

说到温暖身体，不要忘记生姜。做汤、炒菜加上姜丝，或者做成生姜饭，效果都很好。饮用加入生姜和蜂蜜的红茶，令全身温暖，也是强力推荐的饮料。

温暖身体的生姜饮料

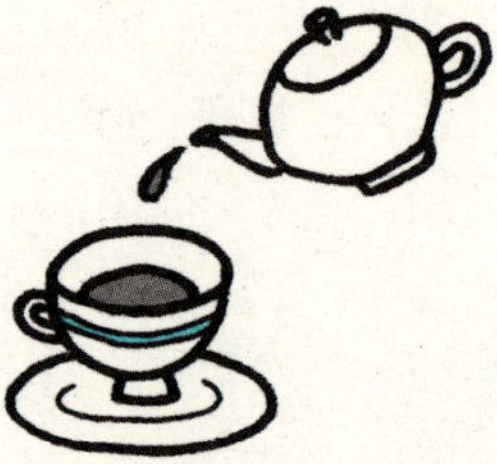

❶ 在1杯（200毫升）热水里放入红茶。

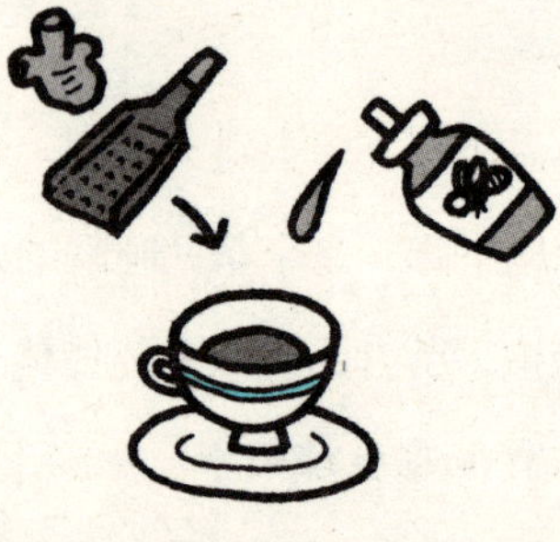

❷ 再加入1小勺生姜末和1大勺蜂蜜，搅拌均匀。

4.4 有助于快眠的泡浴

4.4.1 基本泡浴法，温水泡15分钟

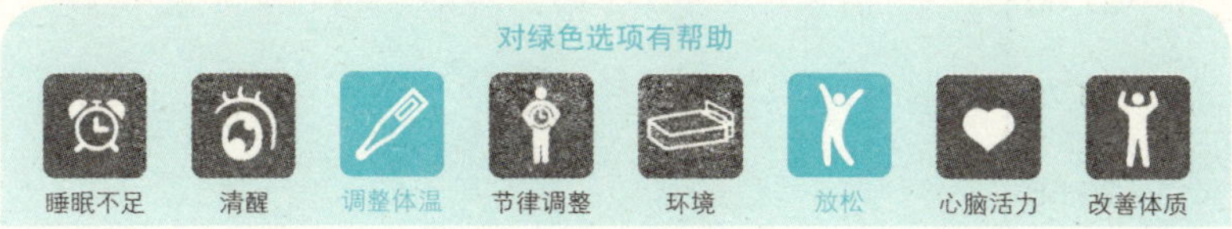

这里介绍一些改善睡眠质量的泡浴法。

基本泡浴法，是在温水里泡15分钟。水的温度，夏天38～40℃，冬天39～41℃。悠闲地在温水里泡15分钟，**不但升高体温，也能放松精神**。入浴剂保温效果好，加入浴缸，水温会降得慢一些。

体温和睡眠有着非常密切的关系。体温一天内大约有1℃的高低差，最低体温通常出现在起床前2～3小时，最高体温通常出现在入睡前5小时。例如，一个人24点入睡，早上7点起床，那么，他的最低体温在凌晨5点左右，最高体温在17点左右。入睡前1～2小时，是睡眠激素——褪黑素分泌最活跃的时段，体温急剧下降。

由下页图可见，**睡前体温稍微上升，再迅速下降时，最容易入睡**。所以，就寝前30分钟～3小时泡浴，能够更快入睡，而且增加深睡眠时间。

怕冷的人可以在就寝前泡浴。怕热、泡浴后不能很快入睡和喜欢热水泡浴的人，可以睡前2～3小时泡浴。

1天内的体温变化

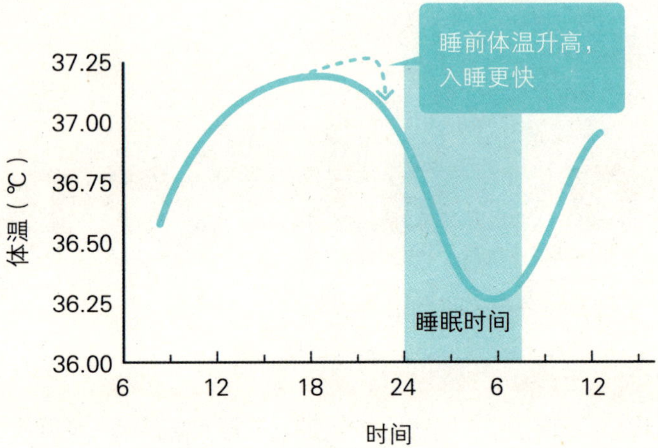

4.4.2 又冷又累时，泡个热水澡

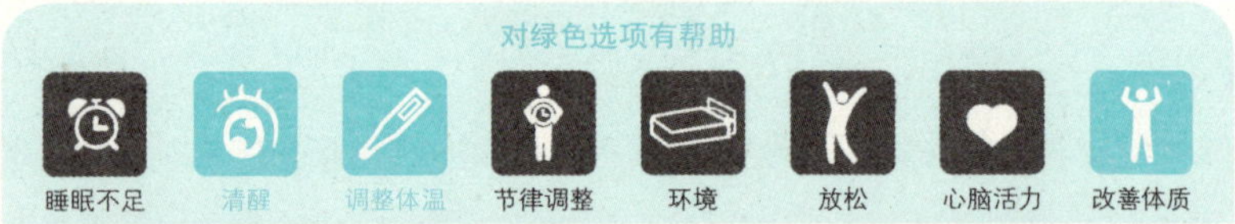

体质偏寒的人，末梢血管不容易完全扩张，内部体温不容易下降，因此很难有熟睡感。这类人体温上升也很困难，所以早上常常无精打采。

这样的您需要泡个热水澡。这里**推荐一种热休克蛋白（Heat shock proteins，简称HSP）泡浴法。**HSP是一种能够修复被压力损伤的细胞、恢复精力的蛋白质。

这种泡浴法，给身体施加一定程度的热压力，使身体处于紧张状态，又不会导致细胞死亡。通过这种方法，能够起到**增加体内HSP**、**提高免疫力**、**解除疲劳**、**改善低体温**等效果。详细的泡浴方法，请参照下面的示意图。

HSP泡浴法

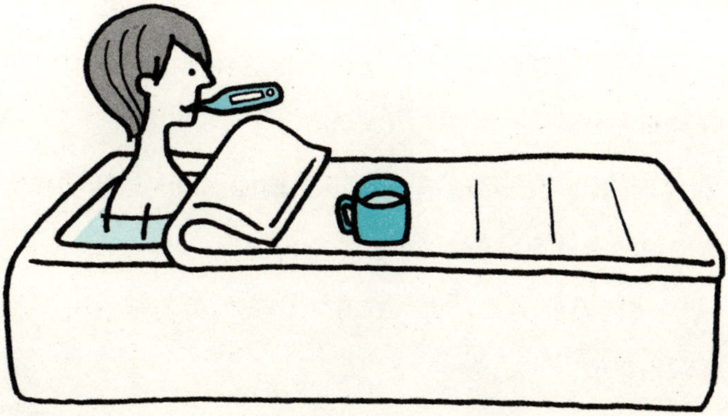

- 泡浴水温42℃左右。
- 边喝水边泡浴10～20分钟。
- 口含体温计，舌下温度达到38℃。
- 为了保证身体温暖，请饮用温水。

HSP泡浴法的要点是，**体温要升高到38℃，泡完后，在保温的基础上大量出汗。**

泡完后，擦干身上的水，穿上浴衣和袜子。裹上浴袍，头上缠上浴巾，保温15分钟以上，达到汗水往下滴答的程度。最后，擦去汗水，换上干衣服。这种泡浴法，体温升得比较高，所以要在就寝前2小时进行。

我在快眠讲座时推荐过这种泡浴法，尝试过的人满意度非常高。第二天早上醒来时十分精神，因为代谢加快了，身体变得很轻快。请务必试一试。

注意事项

- 体力不好的时候，不要勉强采用这种泡浴法。要让体温慢慢上升到38℃。
- 体内的HSP在泡浴后第二天开始增加，两天后达到峰值。所以，每周泡两次就有收效。
- 平时体温低的人，可以在开始10天内每天都泡浴，让基础体温升到正常值。
- 月经期泡浴，容易出现眩晕，应暂停泡浴。

4.4.3 没力气泡浴，就泡泡手和脚

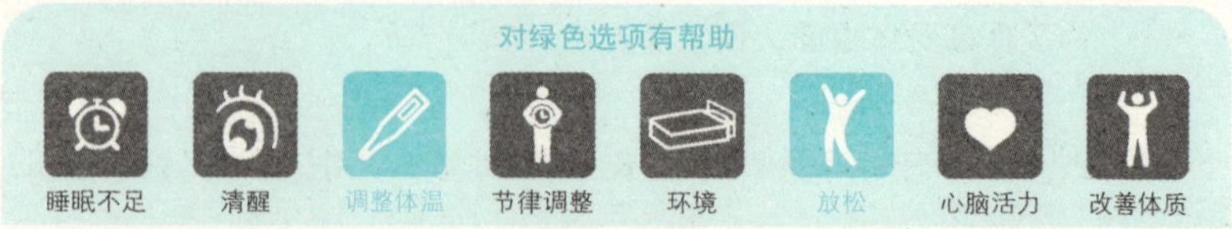

实在太累了，连泡澡的力气都没有了。生理期不想泡澡。这个时候，建议泡泡手和脚。

泡手和泡脚需要43℃左右的热水。特别是手离心脏位置比较近，温暖后的血液很快就能回流到心脏，全身很快暖和起来。双手泡进热水里10分钟，全身都感觉暖洋洋的。泡脚的方法请参照第11页。

洗手盆里接满热水，就可以泡手了，无论在家里，还是在宾馆里，都很方便。冬天泡手时，如果水凉了，换上热水即可。感觉心理压力很大时，建议泡泡手。

手又被称为“第二大脑”。大脑紧张时，手也会发冷僵硬。因为手上分布着大量神经，其中很多直接与大脑相连。

手泡得稍微暖和些了，可以参照下图，伸展一下手腕。总之，泡手可以缓解压力，心情愉快地进入梦乡。

伸展手腕

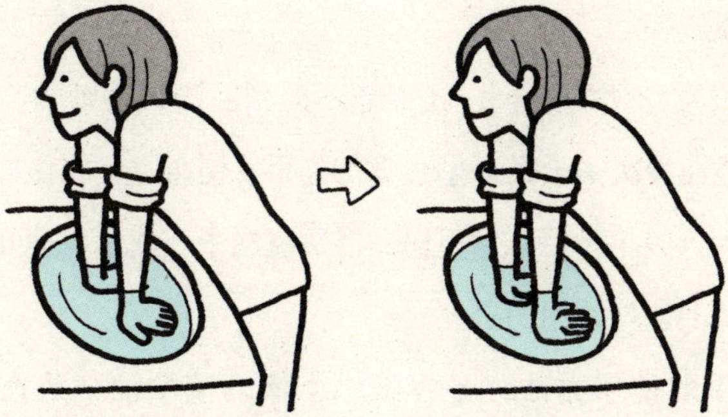

❶ 拇指朝外，手掌不要离开洗手盆。伸展肘关节，重心向后。

❷ 手背贴在洗手盆底，重心向后。

4.5 有助于快眠的香薰

4.5.1 选择“真正”的薰衣草

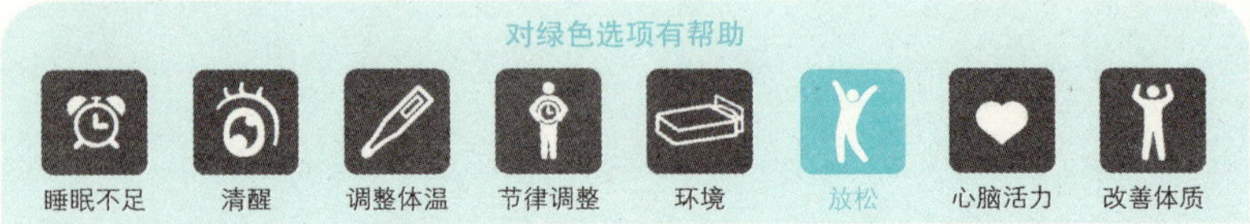

据说薰衣草香熏有助睡眠，但尝试后感觉没有效果……可能是因为您用的不是有安眠效果的薰衣草。

具有镇静效果的乙酸芳樟酯含量在35%以上的“真实薰衣草”，才是正确的选择。“穗花薰衣草”“头状薰衣草”“醒目薰衣草”等品种，乙酸芳樟酯含量低，对安眠没有什么效果。

薰衣草精油有很多效用，能够**镇痛**、**镇静**、**安眠**、**抗病毒**、**通经络**、**降血压**等。

说到香熏疗法的兴起，就不能不提到法国调香师盖特佛塞。1929年，他在一次实验时不小心烫伤了手，情急之下将伤口浸入薰衣草精油中，数小时后，发现伤口很快痊愈了。此后，他开展了一系列关于精油药理作用的研究。

最简单的使用方法，是在纸巾上滴一滴精油，放在枕头旁边。如果使用专用香熏炉，香气很快就散发出来了，令人心情愉悦。如果在泡浴时使用，要把粗盐、1大匙清酒和3～5滴精油混合后加入水中。注意：将精油直接滴入水中，容易浮在水面上，对皮肤刺激性比较大。

严禁将精油原液直接涂在皮肤上。“真实薰衣草”的精油可以直接涂抹，能够加快伤口愈合。家中常备，使用起来十分便利。我被蚊子叮咬了，被宠物猫抓伤了，都会涂上薰衣草精油。

4.5.2 对认知症有效的香熏，对睡眠也有帮助

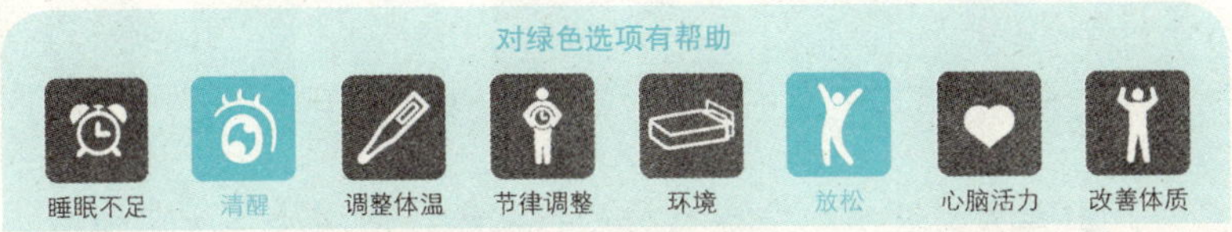

日本朝日电视台健康节目“家庭医学”曾介绍过4种对认知症（老年痴呆）有效的香熏疗法。1个多月后，这些香熏疗法逐渐盛行，所使用的香熏产品甚至卖断了货。这些香熏疗法比常用的安眠香熏效果更好。

使用方法：将迷迭香精油2滴和柠檬精油1滴混合，上午熏2小时以上。将薰衣草精油2滴和橘子精油1滴混合，晚上睡前1小时开始香熏。根据节目介绍，这种混合精油能够**刺激掌管嗅觉的嗅神经，恢复大脑海马体的功能。**

这样早晚香熏，**不但对老年人有效，对想改善睡眠的人也有效。**早上，使用让人精神饱满、充满活力的早香；晚上，使用有镇静作用的晚香，可以让人睡得香甜。有些人不喜欢薰衣草的味道，但薰衣草精油混合了橘子精油，香气有了很大变化，变成了大众香

型。请务必试一试。

对认知症最有效的治疗是高质量的睡眠，因为睡眠能够促进与认知症相关的脑组织排出代谢物。香薰可以有效治疗认知症。

4.5.3 5种香薰混合法

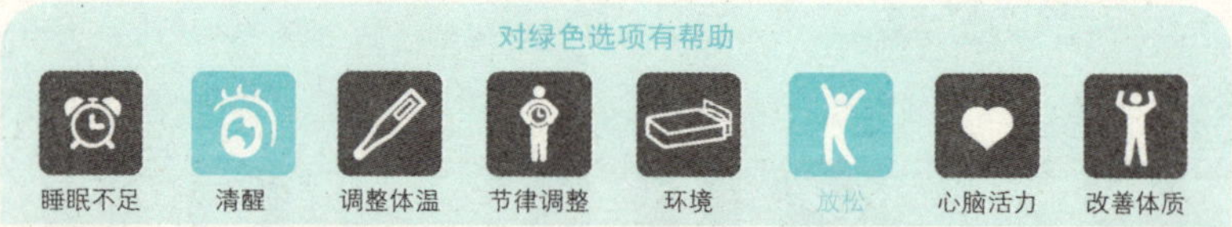

这里向大家介绍一些更有效的香薰组合使用法。从多种精油中，精选了5种使用方便、各有特色的精油。

薰衣草精油

柔和的花香

- 想深度放松或想入睡时使用。
- 能减轻头痛、肌肉痛、痛经等，能够提高免疫力。
- 烧伤时，可以应急使用，促进痤疮和伤口愈合。
- 开封后，使用期限1年。

桉树精油

清凉，令人头脑清醒的香气

- 感觉憋闷、恶心的时候使用。
- 对鼻塞、花粉症、感冒、喉咙肿痛有效。
- 抗菌，消炎。
- 开封后，使用期限1年。

薄荷精油

清爽的薄荷香气

- 困倦的时候使用，突然灵光闪现时使用。
- 减轻宿醉后的恶心欲吐、鼻塞和花粉症。
- 对晒伤、瘙痒、虫咬有效。
- 开封后，使用期限1年。

天竺葵精油

类似蔷薇的花香

- 情绪不安时使用，也可用来调整女性激素。
- 对浮肿、痛经、经前期综合征、更年期综合征等有效。
- 改善皱纹和色斑。
- 开封后，使用期限1年。

橘子精油

甜美的果实香气

- 想开心一下或想入睡时使用。
- 对腹泻、便秘、食欲不振有效。
- 改善皮肤状态。
- 开封后，使用期限半年。

□ 因为焦虑而难以入睡，头脑疲惫时，可选用真实薰衣草精油、薄荷精油组合。

□ 辗转难眠、感觉不安时，可选用橘子精油、真实薰衣草精油和天竺葵精油组合。

□ 想幸福地入睡，可选用天竺葵精油、真实薰衣草精油组合。

□ 天太热睡不着时，可选用真实薰衣草精油、薄荷精油组

合，或天竺葵精油、薄荷精油组合，或橘子精油、薄荷精油组合。请选择自己喜欢的组合。

- □ **想开心地醒来，可选用桉树精油、薄荷精油组合。**
- □ **睡觉也无法缓解疲劳时，可选用桉树精油、橘子精油组合。**

有清凉感的薄荷精油和桉树精油，适合在早上和白天单独使用。有镇静作用的混合精油，能够安定焦虑的心情，改善感冒和花粉症，促进睡眠。

薄荷精油能让体感温度下降，适合夏天睡觉时使用。单独用薄荷精油，令头脑清醒；混合1滴薰衣草精油或1滴天竺葵精油，马上就能放松身心，进入沉睡。

香熏精油混合使用，能够使功效倍增。请从这5种相容性好的精油中选择自己喜欢的组合，试一试吧。

第5章

改善睡眠，人生变得更美好

睡眠改善，不但身体发生了改变，生活方式和思维方式也发生了变化。本章将向每天积极拼搏的您介绍“睡眠和人生”的相关知识。

5.1 睡眠对工作的帮助

5.1.1 睡眠与“灵光闪现”

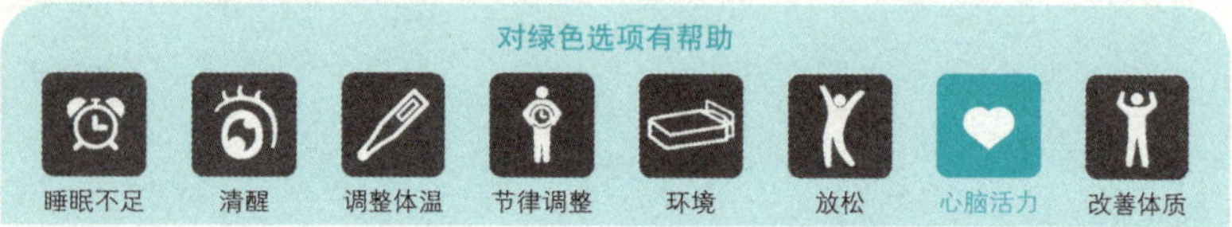

爱因斯坦的“相对论”，披头士的“黄金年代”，这些伟大的发明和作品，很多都是在睡梦中突然闪现的。

如果人生陷入困境的话，就把自己交给睡眠吧。人在睡眠中，会把显意识过滤掉，平时怎么都想不出的好主意会突然浮现出来。在枕边放个记事本，这样一起床就能把突然闪现的好主意记录下来。

在德国，有人做了一个意味深长的实验。用高难度的数列题，测试受试者“灵光闪现”的重要性。实验分3组进行训练。训练后，第1组睡8小时，第2组晚上坚持8小时不睡觉，第3组白天坚持8小时不睡觉。然后，3组再做同样的数列题。实验结果显示，不同的组，发现数列隐藏规律的人数差别很大，第1组比第2组、第3组取得了超过近3倍的好成绩。

这位研究者得出如下结论：**睡眠中整理的信息，会在醒来后不经意间“灵光闪现”地想起来。**

可见，睡眠能够给人带来灵感。这样令人振奋的可能性，或许能帮助您排忧解难。

5.1.2 提高学习效果的睡眠方法

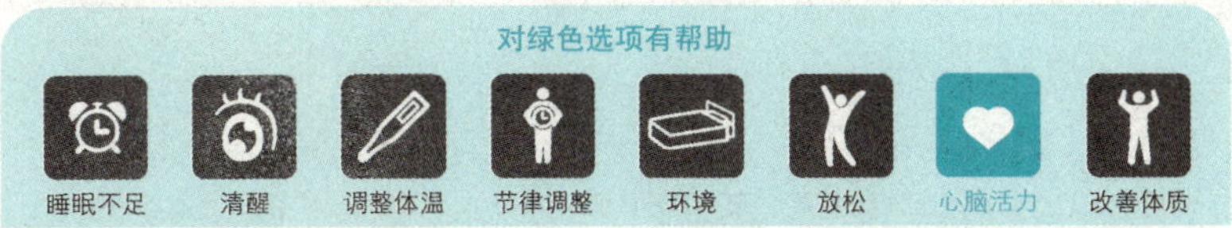

要是睡着觉也能学习就好了……抱着这样的期待，睡觉时也在听音频讲座，那倒没必要。不过，**学习完立即睡觉，可以强化记忆。**

无论学习英语会话，还是练习钢琴，趁着记忆犹新，立即入睡。一旦睡着了，大脑就不会再接收其余的信息了。这样，早上起床再复习时，发现昨天学过的东西全都记住了。

研究学习和睡眠关系的实验很多。这些实验表明，**不管是演奏还是记忆，学完后立刻睡觉，成绩都有了飞跃式进步。**但是，学习到凌晨2点才睡觉，效果并不好。24点前入睡，才能获得最佳学习效果。

人类对于特别惊讶和欢喜的事情，无论何时都记忆深刻。总之，与感情相关的记忆，更容易储藏在大脑里。

学习英语短语时，要像文章中登场的人一样，带着感情，发出声音，重复朗读。最近有报道称，**把语言和动作联系起来，能够强化睡梦中的记忆。**连姿势一起进行交叉记忆，然后迅速入睡吧。

5.1.3 优先满足睡眠

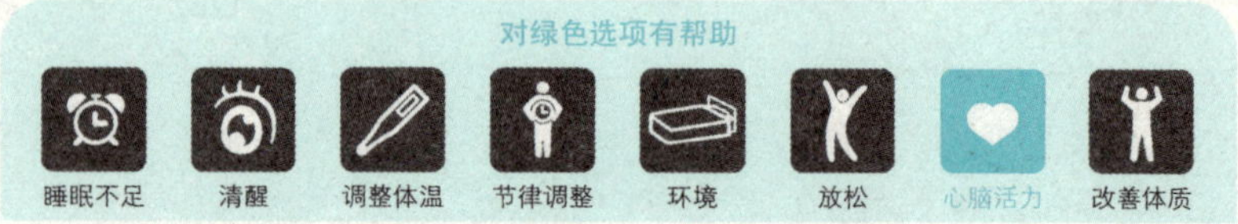

日本人的睡眠时间在年年递减。全世界睡眠时间最短的国家排名，日本和韩国排在前两位。特别是日本女性，平均睡眠时间最短。确实，现代人要做的事情太多了。有些公司，员工辞职了也不补充，增加了其他员工的工作量。许多人压缩睡眠时间也要完成工作，肯定会疲劳。

想要健康生活，秘诀就是明确说“干不了”。日本星野度假村的星野佳路社长曾说过几句令人印象深刻的话。

1. 不想见的人不见。

2. 不想去的地方不去。

3. 不想做的工作不做。

4. 每天睡7个小时。

5. 不穿套装。

拒绝什么，舍弃什么，一旦这个基准明确了，**自己想做的重要事情就凸显出来了。**这样，精力就更加集中了。

要优先满足睡眠。即使睡眠质量高，睡眠时间太短了，身体也得不到满足。虽然说每天需要睡6小时以上，但大多数人睡6个小时是不够的。首先要确保睡眠时间，剩余的时间再安排做其他事情。通过保障睡眠时间，锻炼自己的时间管理能力，加油吧。

5.1.4 规定入浴时间

想优先满足睡眠，结果还是很晚才睡。这时，您需要**规定入浴时间**。

23点就寝的话，22点必须去洗浴。可以明天做的事情，**“今天绝对不干了”，一旦决定，立即停手，关闭电脑和手机，去洗浴。**这样一来会发现，早睡是件很容易做到的事情。

“做完这件事就去睡觉”，与其抱着这样的想法工作，不如给自己设定“22点必须结束”的期限，这样，大脑的运转速度会更快。

非做不可的事情，可以第二天早点儿起床做。**规定最后期限，早上起床后头脑清醒，完成率也更高。**“万一在规定时间里完不成，怎么办……”如果总放心不下，也没关系。没有必要把事情做得完美无缺，确保八成的完美度就足够了。一定要掌握这个窍门。

刚开始尝试早睡时，几乎做不到晚上不看电视或不上网。当今是一个信息化社会，日常不关注信息，容易产生落后于社会的不安。但是，一旦选择了坚决“不看”，也就产生了自信。

“睡眠充足，时间也有富余。”要用逆向思维，给人生留出宽裕的时间。

5.2 睡眠对人生的改变

5.2.1 睡眠和完成目标

新的一年，大家都会给自己定下“新目标”。到了秋天，发现几乎没法完成，就会产生焦虑，丧失信心，相信许多人都有过这种经历。**没有完成目标的原因，可能只是睡眠不足。**

英国对睡眠习惯和目标完成度的调查结果显示：睡眠充足，目标完成度也高的人，大约占4成。睡眠不足导致疲劳感增加，进而影响管控力，更容易产生“没有办法完成”“无论如何都做不到”的沮丧感。**睡眠充足，可以让人意志坚强，离达成目标更近一步。**

现在，美国的商务高管中，发现睡眠重要性的人逐渐增加。其中最具代表性的，是美国《赫芬顿邮报》网站的创始人阿里安娜·赫芬顿女士。

获得巨大成功的阿里安娜·赫芬顿女士，也有过这样的时期：过度疲劳，激情燃尽，因为缺乏睡眠而精力不足，对这样的自己感到不满。当时，她背负着沉重的包袱，直到有一天出了事故，才突然意识到睡眠的重要性。从那以后，她从每天只睡4～5小时，开始延长30分钟，最终达到每天睡眠7～8小时。这样一来，生活和事业发生了巨变。她深有感触地说道："要想同时获得成功和幸福感，充足的睡眠是不可欠缺的。"

直面人生本质，自然要优先满足睡眠。就从每天延长30分钟睡眠开始吧。

5.2.2 在睡梦中快乐度过

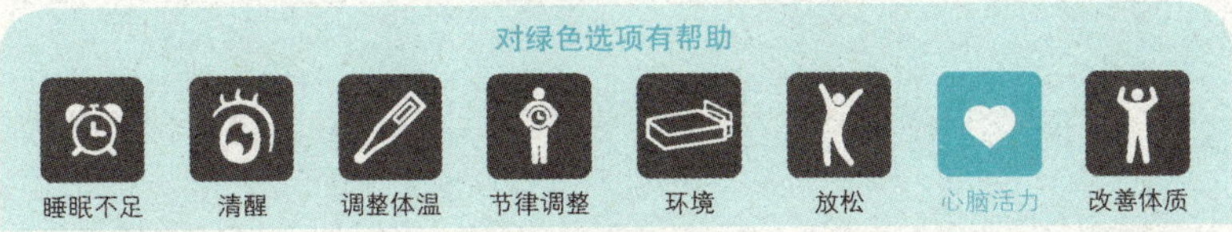

工作似乎达到了上限，却没有成就感。这时，您需要试着改变人生目标。

在社会和经济高速发展的今天，事业成功变成了唯一关注的焦点，快快不乐的日子逐渐增多。无论怎么做，也没有成就感。晚上经常是"扑通"倒在床上，疲惫地入睡。总觉得每天睡觉的时间，不能就这样浪费掉了呀。

在温暖的被窝里，享受睡眠的幸福吧。辛苦的一天过去了，柔软的被褥，温柔地包裹着自己。把身心的重力和压力全部释放，放松地享受这幸福的时刻。为何不尝试转变一下自己的愿望呢——在睡梦中快乐度过每一天。

一位30多岁的女性对此表示了同感，并改变了自己的行动轨迹：“想在23点就寝，19点必须结束工作。”为了19点离开公司，工作时精力充沛，想象力高涨，企划很顺利地通过了。以积极的心态迎接每一天。更加珍惜自己，抽出更多时间护理自己的皮肤，幸福感与日俱增。

我收到了很多邮件。在改变饮食、洗浴法之后，枕头也换了更合适的，“真的改善了睡眠，太感动了！”邮件里写道。

每天的睡眠，是您的伙伴。从今晚开始，在睡梦中快乐度过吧。

5.2.3 睡得好，度量大

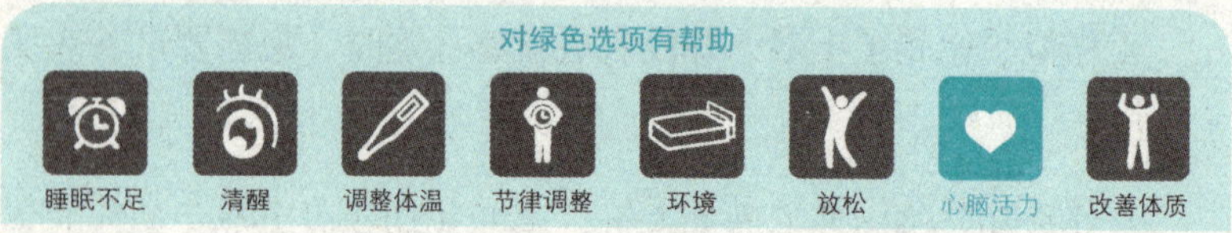

我们称赞一个人的风格、思维方式和价值观时，常常会说他“度量大”。想让自己的“度量”变大，除了待人豁达大度外，首先要睡得好。

试想一下睡眠不足时的身心状态。头昏昏沉沉，经常出错，情绪低落，焦躁不安，只把精力局限在自己的事情上。所以，睡眠不足时，人的度量确实变小了。

其实，以自己为中心、度量小的人，没必要自责。**您只需要好好睡上一觉。**香甜地沉睡，愉快地醒来，心情会变得积极向上，脚步也变得轻快，面带笑容与人交往。

我们想变成度量大、有魅力的人，为此努力读书，上网收集信息，参加研讨会，与人交流。但是，**因为睡眠不足而度量小的人，无论怎样努力，都无法改变自身形象。**

重要的是，睡觉时深而缓慢地吐气，可以使意识随之开阔。在睡眠中放松，自我体验度量大的状态。从今天开始，把度量变大，这就是巨大的成功。

5.2.4 平衡相反的两个方面

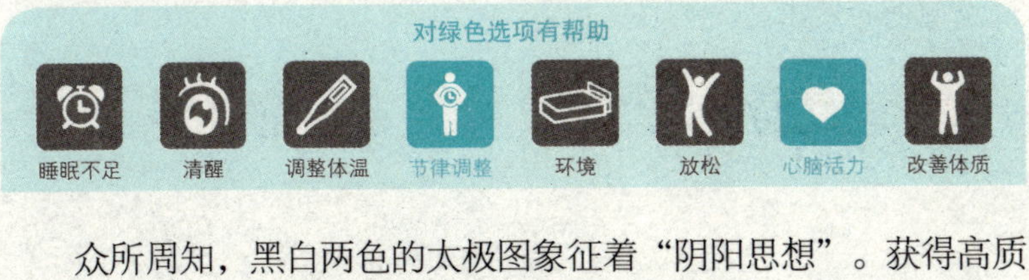

众所周知，黑白两色的太极图象征着“阴阳思想”。获得高质量睡眠的秘诀，就是保持阴阳平衡。

白天的活动和夜里的睡眠，就像太极图的黑白两边，本来就具有同等价值。睡眠不是在浪费时间，是维持白天活动的基础。

基础不稳定，白天的活动质量也不佳。睡眠环境整洁，就能够睡得更香甜。

反之，**睡不着的时候，要有意识地增加白天的活动。**看令人感动的电影、运动、专注于自己的兴趣，这样，获得适度的疲劳感和成就感，晚上自然就能快速熟睡了。

事物相反的两个方面是互相依赖而存在的，睡眠也是如此。睡眠分为非快动眼睡眠（大脑的睡眠）和快动眼睡眠（身体的睡眠），交互重复。深度的非快动眼睡眠，是生长激素分泌的时段，有促进新陈代谢和消除疲劳的作用。但是，只有非快动眼睡眠，并不能完全解除疲劳。快动眼睡眠中的做梦时间，可以整理记忆，修复精神损伤。**非快动眼睡眠和快动眼睡眠交叉重复，维持平衡，睡眠质量就高。**

从整体考虑，平衡相反的两个方面十分重要。人生也是如此，不但要体味欢乐，也要体味悲伤。困苦的体验令人更好地感受喜悦。不过喜，不过忧，平衡相反的两方面，才会安稳地度过一生。

5.2.5 最好的睡眠方法，由自己决定

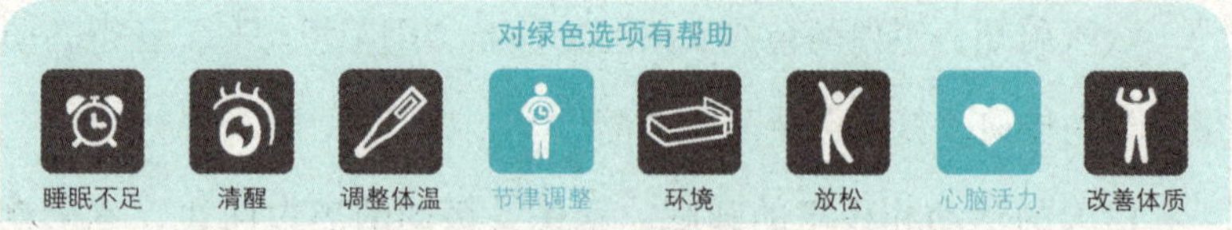

“为了快眠，必须吃早餐，但也有医生说一天一餐最健康。到

底应该相信哪个呢？”经常有人这样问。

睡眠医学专家认为，每天固定三餐时间是最健康的。但是，日本名医南云吉则早上和中午不吃饭，每天只在晚上睡觉前吃一餐，现在看上去比实际年龄年轻20岁。

是睡眠医学专家的观点不正确吗？还是看上去远比实际年龄年轻的南云医生的方法更健康？这样判断的依据又是什么？睡眠医学专家的建议，是根据科学得出的结论，也就是说“大多数人符合这个规律，所以这样做才有价值”。**如果试用后不适合自己，那就尝试别的方法吧。**

世上没有绝对正确的答案。一味地向他人追问正确答案，反而会让自己不知所措。正确的做法是：积极尝试，寻找适合自己的睡眠和健康方法。如果方法不合适，就放弃。不断尝试新的方法，直到找到适合自己的模式。

“对于我来说，这个睡眠方法正合适！”有了这样的自信，睡眠以外的人生质量也会提高。

5.2.6 为了明天，好好睡觉

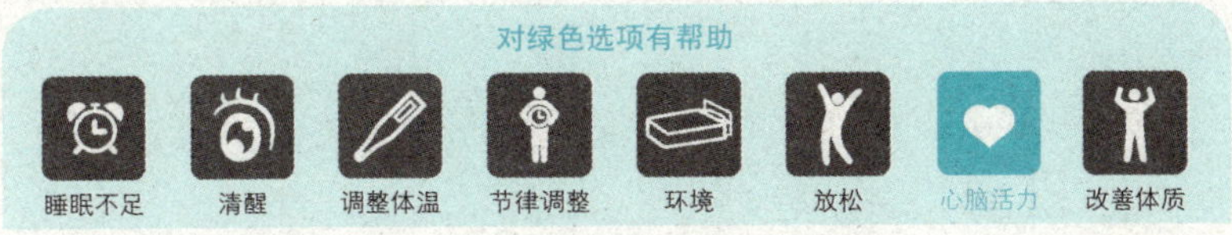

每天忙忙碌碌，您的睡眠仅仅是为了消除一天的疲惫吗？睡

眠，**不是活动后的休整，而是更加积极的准备。**

在人的生命过程中，睡眠是如何发生的？在受精的瞬间，生命既无所谓睡，也无所谓醒。人的生命活动是从既无睡眠、也无清醒的“无”状态开始的。

细胞反复活跃地分裂，生成了大脑，最开始出现的状态，就是快动眼睡眠的原型“动睡眠”。这一状态促进了大脑机能进一步开发，进入意识觉醒的阶段。通常，我们认为是先清醒、后睡眠，但回溯生命起源的过程，却是**先睡眠、后觉醒。**

换一个角度考虑。如果人生将在明天24点终结，今晚您还会睡觉吗？如果生命只剩下30分钟，还能像平时一样入睡吗？对剩余时间的安排，几乎所有人不会选择睡个好觉。也就是说，睡觉最重要的目的，不是消除当天的疲劳，而是积极准备明天的生活！

“为了明天好好睡觉”，明白了这一点，就会努力入睡。第二天早上醒来的状态，也会因此改变。**把睡意最大限度地引发出来，**这就是睡眠的力量。

5.2.7 从“安眠”到“快眠”

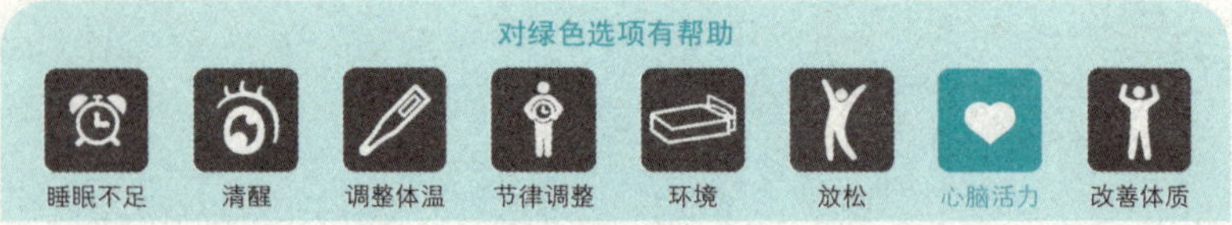

“安眠”和“快眠”到底有什么不同？辞典中是这样解释的：

安眠是“安静地熟睡”，快眠是“很快地熟睡”。

就这两者的不同之处，我进行了深入思考，得出这样的定义：“安眠”是用减法归零、重置的睡眠，也就是为了消除疲劳的睡眠。“快眠”是从减法变为加法的睡眠，**是在消除疲劳的基础上，为明天积蓄力量的睡眠。**

有人认为，“安眠”是无意识的睡眠，像婴儿一样的睡眠状态。而“快眠”是有意图的睡眠，为了成长为大人的睡眠。可以说，被过度疲惫拖入的睡眠，是完全没有意识的睡眠状态。

睡眠的本旨，**不是为了消除疲劳，而是为了成长。**婴儿为了身心成长，每天长时间睡眠。身体的成长在20岁左右达到巅峰，心灵的成长还要一直持续下去。

克服困难，摆脱痛苦，可以使心灵获得成长。这些就是人生的意义，其动力就是睡眠。在成长中提升和完善自己，同时拥有“黄金睡眠”。

结 语

几年前，在明治大学举办了一场睡眠研讨会。这是个研讨性质的讲座，和学生们就睡眠问题进行交谈。在融洽的氛围中，90分钟很快就过去了。在结束后的提问环节，答完最后一个学生的问题时，已经过去了1个多小时。

一位从事学校行政工作的女性，看到这个场景后，兴奋地说："没想到学生们对睡眠的兴趣这么大，这个企划真是太棒了！"我听到这句话后，回答道：**"与其说大家对睡眠感兴趣，不如说对'生命'感兴趣。"**

睡眠是生命的根源。现在大家对睡眠这样关注，其实是想重新认识自己的生活方式。

在这个追求富裕的时代，人们拼命地追求外在的"东西"，"能换辆好车多棒呀！""能和漂亮的人结婚多幸福呀！"

现在大家逐渐认识到，外在的"东西"，在到手的瞬间令人欣喜，但很快就有更想要的东西出现。**无论到什么时候，无论多么努力，永远不能从精神上得到满足。**

也就是说，幸运和富裕，并不存在于外界的环境和条件中，而是根植在我们内心。

结 语

几年前，在明治大学举办了一场睡眠研讨会。这是个研讨性质的讲座，和学生们就睡眠问题进行交谈。在融洽的氛围中，90分钟很快就过去了。在结束后的提问环节，答完最后一个学生的问题时，已经过去了1个多小时。

一位从事学校行政工作的女性，看到这个场景后，兴奋地说：“没想到学生们对睡眠的兴趣这么大，这个企划真是太棒了！”我听到这句话后，回答道：**“与其说大家对睡眠感兴趣，不如说对‘生命’感兴趣。”**

睡眠是生命的根源。现在大家对睡眠这样关注，其实是想重新认识自己的生活方式。

在这个追求富裕的时代，人们拼命地追求外在的“东西”，“能换辆好车多棒呀！”“能和漂亮的人结婚多幸福呀！”

现在大家逐渐认识到，外在的“东西”，在到手的瞬间令人欣喜，但很快就有更想要的东西出现。**无论到什么时候，无论多么努力，永远不能从精神上得到满足。**

也就是说，幸运和富裕，并不存在于外界的环境和条件中，而是根植在我们内心。

安眠是“安静地熟睡”，快眠是“很快地熟睡”。

就这两者的不同之处，我进行了深入思考，得出这样的定义：“安眠”是用减法归零、重置的睡眠，也就是为了消除疲劳的睡眠。“快眠”是从减法变为加法的睡眠，**是在消除疲劳的基础上，为明天积蓄力量的睡眠。**

有人认为，“安眠”是无意识的睡眠，像婴儿一样的睡眠状态。而“快眠”是有意图的睡眠，为了成长为大人的睡眠。可以说，被过度疲惫拖入的睡眠，是完全没有意识的睡眠状态。

睡眠的本旨，**不是为了消除疲劳，而是为了成长。**婴儿为了身心成长，每天长时间睡眠。身体的成长在20岁左右达到巅峰，心灵的成长还要一直持续下去。

克服困难，摆脱痛苦，可以使心灵获得成长。这些就是人生的意义，其动力就是睡眠。在成长中提升和完善自己，同时拥有“黄金睡眠”。

到底怎样的环境和条件，才能让身处其中的自己，始终感到幸福呢？被失眠困扰，痛苦不堪，努力想办法解决了，想要的东西，千辛万苦得到了，就会感到幸福。

本书涉及的“白天的活动”和“夜晚的睡眠”，就是呼应了光和暗的存在。有了暗，才能知道光的明亮。越是黑暗，就越能显出光的辉煌。归根结底，白天精力充沛的关键，是晚上睡得充足。“白天的活动”和“夜晚的睡眠”本来就是等价的。

在经济高速发展的今天，物质生活和精神生活的平衡，是这个时代的主题。而精神生活的基石就是睡眠。

睡得香，就有看到蓝天一样的好心情；睡得香，就会愉快地对人说“早上好”；睡得香，就能待人宽厚。成为一个能与人和睦相处的人，自己也会心情舒畅。本书渴望能给您带来幸福和快乐。

最后，对策划这本书并一直鼓励我写下去的kanki出版社的今驹菜摘先生表示由衷的感谢。

愿人人拥有充足的睡眠。

三桥美穗

版权登记号：图字15-2018-44